人文与社会译丛

刘东 主编 彭刚 副主编

临床医学的诞生

[法国]米歇尔·福柯 著

刘北成 译

译林出版社

图书在版编目（CIP）数据

临床医学的诞生 /（法）米歇尔·福柯著；刘北成译．—南京：译林出版社，2024.1

ISBN 978-7-5447-9029-1

Ⅰ.①临… Ⅱ.①米… ②刘… Ⅲ.①临床医学－医学史－研究－世界 Ⅳ.①R4-091

中国版本图书馆 CIP 数据核字（2023）第 241182 号

著作权合同登记号 图字：10-2018-328 号

临床医学的诞生 ［法国］米歇尔·福柯 / 著 刘北成 / 译

责任编辑 张 露 陈 悦
装帧设计 胡 苨
校 对 戴小娥
责任印制 董 虎

原文出版 Presses Universitaires de France
出版发行 译林出版社
地 址 南京市湖南路 1 号 A 楼
邮 箱 yilin@yilin.com
网 址 www.yilin.com
市场热线 025-86633278
排 版 南京展望文化发展有限公司
印 刷 江苏凤凰通达印刷有限公司
开 本 890 毫米 ×1240 毫米 1/32
印 张 8.25
版 次 2024 年1月第1版
印 次 2024 年1月第1次印刷
书 号 ISBN 978-7-5447-9029-1
定 价 62.00 元

主编的话

刘东

总算不负几年来的苦心——该为这套书写篇短序了。

此项翻译工程的缘起，先要追溯到自己内心的某些变化。虽说越来越惯于乡间的生活，每天只打一两通电话，但这种离群索居并不意味着我已修炼到了出家遁世的地步。毋宁说，坚守沉默少语的状态，倒是为了咬定问题不放，而且在当下的世道中，若还有哪路学说能引我出神，就不能只是玄妙得叫人着魔，还要有助于思入所属的社群。如此嘈嘈切切鼓荡难平的心气，或不免受了世事的恶刺激，不过也恰是这道底线，帮我部分摆脱了中西"精神分裂症"——至少我可以倚仗着中国文化的本根，去参验外缘的社会学说了，既然儒学作为一种本真的心向，正是要从对现世生活的终极肯定出发，把人间问题当成全部灵感的源头。

不宁惟是，这种从人文思入社会的诉求，还同国际学界的发展不期相合。擅长把捉非确定性问题的哲学，看来有点走出自我围闭的低潮，而这又跟它把焦点对准了社会不无关系。现行通则的加速崩解和相互证伪，使得就算今后仍有普适的基准可言，也要有待于更加透辟的思力，正是在文明的此一根基处，批判的事业又有了用武之地。由此就决定了，尽管同在关注世俗的事务与规则，但跟既定框架内的策论不同，真正体现出人文关怀的社会学说，决不会是医头医脚式的小修小补，而必须以激进亢奋的姿态，去怀疑、颠覆和重估全部的价值预设。有意思的是，也许再没有哪个时代，会有这么多书生想要焕发制度智慧，这既凸显了文明的深层危机，又表达了超越的不竭潜力。

于是自然就想到翻译——把这些制度智慧引进汉语世界来。需要说明的是，尽管此类翻译向称严肃的学业，无论编者、译者还是读者，都会因其理论色彩和语言风格而备尝艰涩，但该工程却绝非寻常意义上的“纯学术”。此中辩谈的话题和学理，将会贴近我们的伦常日用，渗入我们的表象世界，改铸我们的公民文化，根本不容任何学院人垄断。同样，尽管这些选题大多分量厚重，且多为国外学府指定的必读书，也不必将其标榜为“新经典”。此类方生方成的思想实验，仍要应付尖刻的批判围攻，保持着知识创化时的紧张度，尚没有资格被当成享受保护的“老残遗产”。所以说白了：除非来此对话者早已功力尽失，这里就只有激活思想的马刺。

主持此类工程之烦难，足以让任何聪明人望而却步，大约也惟有愚钝如我者，才会在十年苦熬之余再作冯妇。然则晨钟暮鼓黄卷青灯中，毕竟尚有历代的高僧暗中相伴，他们和我声应气求，不甘心被宿命贬低为人类的亚种，遂把迻译工作当成了日常功课，要以艰难的咀嚼咬穿文化的篱笆。师法着这些先烈，当初酝酿这套丛书时，我曾在哈佛费正清中心放胆讲道：“在作者、编者和读者间初步形成的这种‘良性循环’景象，作为整个社会多元分化进程的缩影，偏巧正跟我们的国运连在一起，如果我们至少眼下尚无理由否认，今后中国历史的主要变因之一，仍然在于大陆知识阶层的一念之中，那么我们就总还有权想象，在孔老夫子的故乡，中华民族其实就靠这么写着读着，而默默修持着自己的心念，而默默挑战着自身的极限！”惟愿认同此道者日众，则华夏一族虽历经劫难，终不致因我辈而沦为文化小国。

一九九九年六月于京郊溪翁庄

从相似性的图表到知识型的装置

重读福柯的《临床医学的诞生》

蓝　江*

在新冠肺炎疫情之中，今天我们已经习惯了这样的场景：当进入火车站候车大厅或者机场时，当要去往另一座城市时，我们都需要出具48小时以内的核酸检测阴性报告。在疫情中，对于绝大多数人来说，这不仅是习以为常的事情，更是理所当然的要求，因为准确的核酸检测，可以将潜在的感染者与健康的人区分开来。核酸检测结果为阳性的人，无论是否有症状，他的健康码都会变成红色，而他的行为和活动区域自然也受到了一定的限制。不过，我们是如何依赖于那些检测报告的数值来区分潜在的感染者和健康的人的？我们如何相信这些数字所代表的科学性？而之所以相信这些数字的科学性的前提是，我们无法用自己的主观判断和感知来辨别自己是不是一个新冠肺炎感染者。

与之类似，我们今天依赖于一年一度的体检，在体检报告中记载的各种数值，直接呈现出一个我们无法感知、无法看见的身体，呈现出一个不那么健康的身体。虽然我们一直感觉不到身体的异样，但是这

* 南京大学哲学系教授、博士生导师。

些数值建构了我们身体中潜在的危险，血糖、转氨酶、甘油三酯、血尿酸、尿蛋白，等等，似乎在向我们讲述一个完全不同的身体、一个看不见的身体。这就是临床医学所建构的现代医学知识体系下的身体，一个用医学科学的尺度建立起来的认识我们自己健康状态的体系，也只有在这个框架下，身体才能被纳入现代医学的考量之中。这与我们的身份无关，与我们具体是谁无关，这些数值只关乎我们的身体的指标，而这些指标就是作为个体和集体的临床医学所关注的对象，临床医学的医生用特殊的凝视将我们的身体转化为医学知识体系的一部分，让我们的身体在他们的凝视下变得可见、可读、可被理解。

这或许是福柯撰写《临床医学的诞生》的原因。按照福柯的知识年谱，1963年出版的《临床医学的诞生》正好继其早期的轰动一时的作品，即《古典时代疯狂史》之后出版。这部1961年的作品，甫一上市，就在法国掀起了一阵关于疯癫和理性的讨论。然而，福柯似乎意犹未尽，他试图将《古典时代疯狂史》的相关结论延伸到整个医学领域，探讨18—19世纪关于精神病学的相关话语的诞生，是否与现代医学科学话语的诞生相对应。在撰写《临床医学的诞生》的过程中，福柯已经十分肯定了这个结论，以至于他大胆地将这个结论再次做出延伸，拓展到整个现代社会的科学话语的建立。这就促使他后来，即在1966年出版了其最重要的著作之一《词与物》。换言之，《临床医学的诞生》正好处于福柯从早期的疯癫研究转向更为成熟的认识型、考古学和谱系学研究的衔接点上。然而，《临床医学的诞生》的影响力远远不及《古典时代疯狂史》和《词与物》，也赶不上后来出版的《知识考古学》和《规训与惩罚》，以及福柯后期在法兰西学院的讲座集《必须保卫社会》《领土、安全与人口》《生命政治的诞生》。但是，在今天的疫情背景下，或许有一个新的契机让我们可以重新阅读和审视福柯的这部早期作品，在《临床医学的诞生》的目光下发现面对后疫情时代的生命政治的潜在线索。

一、相似性的图表：临床医学之前的分类医学

福柯很喜欢在书的开头使用类比的写法。在《词与物》的开头，福柯引入了一部曾经被博尔赫斯介绍过的所谓“中国古代的百科全书”，然而里面的条目令人瞠目结舌，今天的我们已经完全无法理解这样的条目。同样，在《规训与惩罚》的开头，他将1757年因刺杀皇帝路易十五而在格列夫广场上被四马分尸的达米安遭受的酷刑，与八十年后列昂·福歇开办的“巴黎少年犯监管所”做了对比，让我们看到在短短几十年里，现实社会中发生了颠覆性的变化。这种写法自然也被应用在《临床医学的诞生》一书中。在书的开头，福柯引入了两位作者的文章的对比：一位是波姆（Pomme），他在1769年的《两性气郁病症论》中将女性身体内的某种膜状物比作“湿羊皮纸”，而仅仅在五十多年之后，即在1825年，另一位作者贝勒（Bayle）在《精神疾病新论》中明确指出这种膜实际上是一种“淡黄色的蛋白膜”。令福柯感到惊奇的并非波姆和贝勒两人孰对孰错，而是对于同一个对象，即一种生物膜，两位作者有着完全不同的表述：一种是类比性的表述，而另一种接近近代医学科学的知识表述。这就是福柯引入问题的所在：“贝勒每一个词句都具有质的精确性，把我们的目光引向一个具有稳定可见性的世界，而波姆的描述则缺乏任何感官知觉的基础，是用一种幻想的语言对我们说话。但是，是什么样的基本经验致使我们在确定性的知识的层面下、在产生这些确定性知识的领域里确立了这种明显的差异呢？我们怎么能断定，18世纪的医生没有

看到他们声称看到的东西，而一定需要经过几十年的时间才能驱散这些幻想的图像，在它们留下的空间里揭示出事物真实的面貌？”①当然，今天已经熟悉医学科学话语的我们，在倾向上或许会认为贝勒的描述更接近真实的生理组织状态，但问题在于，我们认为这些医学话语（即贝勒的描述）真实的基础究竟是什么，我们为什么选择将波姆的描述视为奇怪的幻想？福柯认为，18世纪末发生了一场医学知识的突变，人们不再相信那些幻想式的医学话语，不再相信诸如“湿羊皮纸”之类的描述，转向了一种“真实”的医学话语。而这种“真实”的医学话语也在引导着后来的医学研究和实践，建立了医学上可见物与不可见物的区分，也因此建立了一种基于临床医学的特殊的“医学感知”，现代的临床医生可以感知千百年来医学所无法感知的东西。

在这里，福柯提出18世纪的分类医学（médecine classificatrice）与后来的临床医学的区别。分类医学的阶段是一个没有深度的阶段，人们只能观察到比较浅层次的经验上的症状，而无法对这些症状追根究底。这也是福柯将分类医学称为“历史”的医学，而不是“哲学”的医学的原因所在。用福柯的话来说：“人们基本上是在一个没有深度的投影空间、一个只有重合而没有发展的空间中感知疾病。这里只有一个平面、一个瞬间。真相最初是在一种表面上展现出来的……分类医学所提供的第一种结构就是这种永远保持同时性的平面。”②也就是说，在分类医学阶段，医生只能简单地观察到一些简单的症状的同时关联，比如，胸膜炎会同时出现发烧、呼吸困难、咳嗽以及侧胸

① 参见本书前言，第2页。

② 参见本书第5页。

疼痛等症状。一旦有病人向医生陈述他具有这些主观感受，医生便可以将这些同时性的症状诊断为胸膜炎。至于胸膜炎是人体的何种机制导致的、存在什么样的功能性原因，这并不是分类医学着重考察的内容。

有趣的是，福柯在提到18世纪的分类医学时，也提到了相似性(ressemblants)。如果对福柯的著作十分熟悉的话，会发现在随后的《词与物》中，他认为相似性思维在人类知识发展的历史上占据着十分重要的地位。福柯指出："相似性在西方文化知识中一直起着创建者的作用。正是相似性在很大程度上引导着对文本的注解和解释，正是相似性才组织着符号的游戏，使人类关于种种可见的和不可见的事物的知识成为可能，并引导着对这些事物进行再现的艺术。"[①] 疾病并不会向我们直接展现出其背后的奥秘，相反，它只能借助一系列的具有相似性的症状表现出来。医生通过对病人的经验性观察，将这些同时出现的要素或症状分成一类，在这个类别之下，所有症状以图表(tableau)的方式呈现出对应的疾病。换言之，当病人去看病时，医生心中有一系列的图表，他按照这些图表的序列来观察病人的各种症状，从而以这种相似性的结构图表来再现病人的身体："我们在这里面对的是一些构型复合体及其派生体。疾病的本质是借助于它们，再加上自身在平面图像上的结构，而表露在浓重紧密的机体实体上，并具体化于这种实体中。"[②] 也就是说，通过这种图表式地再现，相应地相似性的结构也呈现在真实的机体实体，即病人的身体上，而病人能否得到有效治疗也依赖于这种图表对病人身体的再现。

① ［法国］福柯：《词与物：人文知识的考古学》，莫伟民译，上海：上海三联书店2016年版，第18页。此处译文根据法文原文有所改动。

② 参见本书第9页。

值得注意的是，这种图表式的再现，事实上并不要求与后来科学的医学知识具有连贯性。相反，福柯就是在一种非连贯性的知识体系中来审视分类医学中的知识图表的。由于不同的分类，在不同的疾病之中，实际上不存在一以贯之的医理。相反，这些对疾病的分类医学解释，存在着诸多相悖和不连贯的地方，唯有到后世的比夏的解剖学和哈维的《血液循环论》，才真正奠定了现代医学科学和生命科学的连续性知识的基础。这也是福柯在巴黎高等师范学校的老师康吉莱姆对现代生理学的指控，因为生理学完全建立在一种连续性的标准上，从而将医生的责任确定于让处于病态的症状恢复到生理的正常状态。康吉莱姆说道:“现代生理学，呈现为与荷尔蒙调节和神经功能调节有关的功能常数的经典汇集。这些常数被称为正常，因为它们确定了一般性的特征，其中一大部分通常都可以观察到。然而，它们被称为正常，还因为它们完美地进入了被称为治疗的那个标准化的活动。生理学常数，因此在统计学意义上意味着正常。这是一个描述性的意义，而从治疗学的意义上讲，是一个标准化的意义。”① 在这个时候，分类医学呈现为一种图表式的结果，这也是福柯在《词与物》中认定的18世纪知识的核心，即“在组织起一系列因果性和历史以前，西方文化的知识型已经展示了一个图表区域，在这个区域里，该知识型不停地从秩序之能确定的形式漫游到最复杂表象的分析”②。

我们或许可以从分类医学的意义上来重新理解中国的传统医学。例如，张仲景曾在《伤寒论》中指出，中医的要义在于“夫天布五行，以运万类，人禀无常，以有五藏；经络府俞，阴阳会通；玄冥幽微，

① [法国]康吉莱姆:《正常与病态》，李春译，西安：西北大学出版社2015年版，第84页。
② [法国]福柯:《词与物：人文知识的考古学》，莫伟民译，上海：上海三联书店2016年版，第79页。

变化难极”[1]。不难看出，张仲景对于医学的理解，并不是一个独立的领域，它在本体论上依赖于中国哲学中的五行和阴阳辩证。于是，他对各种疾病的划分，也是依照这种玄学思想来展开的，例如《伤寒论》中的核心结构是六脉的经络学说，这实际上就是福柯所说的相似性的图表。对于张仲景来说，任何疾病都需要在这种六脉经络的相似性的图表中进行再现，并在图表中展现为各种病症。在《伤寒论》中，所有的病症依次被归纳为太阳、阳明、少阳、太阴、少阴、厥阴等六脉疾病，例如少阳病的类别，“少阳之为病，口苦，咽干，目眩也。少阳中风，两耳无所闻，目赤，胸中满而烦者，不可吐下，吐下则悸而惊。伤寒，脉弦细，头痛发热者，属少阳。少阳不可发汗，发汗则谵语。此属胃，胃和则愈，胃不和，烦而悸（一云躁）”[2]。姑且不论《伤寒论》依照六脉分类各种疾病是否符合现代医学知识，我们看到的是，张仲景赋予了六脉疾病一种原始结构，也就是福柯后来所说的：“在分类医学中，疾病具有与生俱来的、与社会空间无关的形式和时序。疾病有一种‘原始’性质，这既是其真实的性质，又是其最规矩的路线；它是孤立存在的，不受任何干扰，也没有经过医学的加工，它显示了自身本质如同植物叶脉的有序脉络。”[3]也就是说，在分类医学之下，医生的目光，即中医的望闻问切之术，实际上就是试图用分类的图表再现病人的身体。如果病人的身体能够在这个图表中再现出来，便成为可以治疗的对象，相反则成为疑难杂症，变成无法归类的不连续性。分类医学并不针对具体个体的身体进行探究，而是将医生的目光锁定在一个相对封闭的知识空间中，尽管有张仲景的“变化难极”，但根本的事实

① ［汉］张仲景：《伤寒论》，北京：中国书店1993年版，第2页。
② 同上书，第86页。
③ 参见本书第17页。

是，越来越多病人的身体和症状无法处在他们的分类图表之下，也无法按照他们的理想的类型来再现病人的身体。换言之，一旦病人被集中起来，他们的病理学冲击分类医学的图表时，就意味着一个新的历史门槛的来临。这个历史门槛不仅仅是医学科学进入现代知识型的先声，这种知识型也不仅出现在现代医学知识领域，还出现在传统的语文学、博物志和财富分析等领域。在后来的《词与物》中，福柯看到了18世纪末到19世纪初的这道门槛，它不仅将分类医学推向了更科学的医学话语，还将传统的语文学、博物志和财富分析变成了现代语言学、生物学和政治经济学。在这个意义上，我们甚至可以说，《临床医学的诞生》就是医学版的《词与物》。不过，在以相似性的图表为基础的分类医学走向更具有科学临床医学的过程中，还有一个无法绕过的中间阶段，福柯称之为"社会医学"（médecine sociale）。

二、社会医学下的生命政治

熟悉法国历史的读者不难看出，在《临床医学的诞生》一开篇的两位作者之间，虽然只有五十多年的间隔，却夹杂了一个非常重要的历史事件——法国大革命。法国大革命以及之后的督政府、执政府和拿破仑统治这段时间，正好是法国医学从分类医学过渡到临床医学的关键时期。但这个过渡不是直线式的过渡，而是经历了一个历史的转折时期，即从大革命政府到拿破仑统治下的法兰西的社会医学的阶段。

关于"社会医学"，在后来的福柯著作中，有一个更为明确的名称——生命政治学（bio-politique）。的确，在《临床医学的诞生》一书中，福柯完全没有使用"生命政治"一词，也没有使用与之对应的

“生命权力”(bio-pouvoir)的概念。这些概念是在《必须保卫社会》和《性史》第一卷中建立起来的。例如,在《必须保卫社会》中,福柯写道:“从18世纪末开始,人们对这些现象负起责任,导致了这样一种医学的建立,其主要职能是公共卫生,包括协调医疗、集中信息、规范知识的机构,它还开展全民卫生学习和普及医疗事业的运动。”① 福柯将政府实施的这一权力,即施加在个体的生物性身体和卫生医疗上的管制的权力,称为“生命权力”,而围绕着这种生命权力建立起来的政治就是生命政治学。尽管在福柯的讲座中,生命政治与规训和人口统计学密切相关,但是在后来的许多讲座中,生命政治都涉及一个基本现象,即国家权力开始介入医学、治疗和卫生方面,尤其在重大疫情中,国家权力直接接管了医生和卫生防疫部门的权力,这样国家治理就变成了生命政治治理。与此同时,由于医学的培训不再是纯粹的知识性培训,在培训和教育中,医生也接受了这种国家行政和治理方面的知识,自觉地将他们的使命与国家的使命联系在一起。于是,生命政治事实上在现实的历史过程中由两个方面的内容构成:一方面是国家权力对医学和治疗的接管,另一方面是医生和医学教育主动与国家权力联系起来,让19世纪的政治治理从一开始就具有明确的生理学和医学的痕迹。于是,对于福柯来说,一旦人口、卫生防疫、城市规划等方面考虑到生物性生命和防疫性因素,即如何“让人活”(faire vivre)的因素,政治自然就成为生命政治。

不过,在1963年的《临床医学的诞生》中,福柯并没有这样明确的生命政治的定义和观念。但是,在这个阶段他所收集的材料,显然与后来的生命政治学有着密切的关联。我们需要回到文本,来看一

① [法国]福柯:《必须保卫社会》,钱翰译,上海:上海人民出版社1999年版,第230页。

下福柯提到的社会医学何以与生命政治形成了关联。对于社会医学的生命政治性质,我们可以分成两个方面来思考。

首先,在法国大革命和拿破仑统治时期,医生的教育不仅仅是为了以后能开办诊所,接诊病人,实现他们医疗事业的执业。其实,对于当时的政府而言,他们十分希望这些接受医学教育的学生和专业人士进入政治权力当中,参与政治治理,即他们希望让医学正规化或政治化。尤其在拿破仑政府期间,政府不仅希望在道德上和精神上为法兰西公民树立典范,还希望通过医学来建立一种与国家命运密切相关的生命权力。福柯写道:

> 它们曾经起了重要作用:通过把医学与国家的命运联系起来,揭示了医学的一种积极意义。医学没有停留在原先的状态,即对"无数疾病进行枯燥和伤感的分析",或者说那种可疑的否定之否定,而是被赋予了一种崇高的任务:在人们的生活中确立健康、美德和幸福的正面地位;医学的责任包括,在劳动中穿插节庆,提倡平和的情感,监视读物和剧院的内容,检查婚姻的前提,即结婚不应出于自私的目的,不应出于一时的冲动,而应建立在保证幸福的唯一持久的条件上,即对国家有利。
>
> 医学不应仅仅是一类康复技术和相应的知识,它也应该包括关于**健康人**的知识,即对**无病之人**的研究和对**标准人**的界定。为了对人类的生存进行管理,医学采取了一种规范姿态,这使它不仅有权对如何健康地生活给出各种忠告,而且还有权发布个人以及社会在身体和道德关系方面的标准。医学立足于那个边缘的、但对现代人是至高无上的领域。在那个领域里,某种平静的感官幸福名正言顺地与整个国家的秩序、军队的活力、人民的

生殖能力以及坚忍的劳动力联系在一起。①

从这段文字中不难看出，大革命和拿破仑统治时期的医学，早已超出了之前以及我们今天对医学的某种定义。医学的要义不仅在于治疗，而且在于梳理一种标准的规范，它不仅将个体的健康作为医学的对象，也将整个社会的健康和卫生作为治疗的对象。在这个意义上，医学变成了超越个体身体的医学，变成了一种以国家名义进行的社会医学。医学的存在不仅仅是治疗和拯救病人，而且在于为革命时代之后的法兰西带来一种领先欧洲的新风尚，为所有的法国人带来一种人之为人的规范，让每一个人按照这种新的道德的和卫生的新生活规范来塑造生命。对于当时的大革命政府和拿破仑政府而言，一旦在法兰西确立了“标准人”的界定，树立了正确生活、婚恋、繁衍的规范，法国就变成了新法国，也就让法国成为世界文明的典范。

显然，福柯十分重视这个“社会医学”概念，以至于1974年在巴西里约热内卢州立大学的一次讲座中，他模仿自己的《临床医学的诞生》的标题，做了一场题为“社会医学的诞生”（*La naissance de la médecine sociale*）的讲座。但与《临床医学的诞生》不同的是，福柯在这次讲座中，已经明确地将社会医学定义为“生命政治”。福柯说：“资本主义并没有导致从集体医疗到私人医疗的转变，而是恰恰相反；在18世纪末和19世纪初发展起来的资本主义，首先将第一个对象，即身体，作为生产力、劳动能力的一种功能社会化。社会对个人的控制不仅是通过意识或意识形态进行的，而且是在身体里和用身体进行的。对资本主义社会来说，最重要的是生命政治，是生物的、

① 参见本书第38—39页。

体质的、肉体的。身体是一种生命政治的事实；医学是一种生命政治的策略。”① 也正是因为如此，福柯看到，国家直接涉足了对人民健康（或者说身体）的监控和规训，而在这个时期，也诞生了卫生（salubrité）的概念。在1790—1791年间，大革命政府要求法国各省和主要城镇都要成立“国民卫生委员会”，而成立这样的委员会就是要改变人们的卫生观念，形成卫生习惯，因为“卫生的含义与健康的含义不同，是指环境及其构成要素的状态，而这些正是改善健康的因素。卫生是确保个人最佳健康的物质和社会基础。与此相关的是公共卫生的概念，它是一种控制和改变环境要素的技术，这些要素可以促进健康，也可以相反，损害健康。卫生和不卫生指的是事物和环境的状态，因为它们影响健康：公共卫生是对这种环境的政治科学控制”②。

其次，如果说“国民卫生委员会”之类的政治性机构旨在建立一种社会医学，即一种健康良善的社会整体，那么这个整体的意义不仅仅要塑造符合卫生和精神规范的新主体，也需要将那些不正常的、不规范的个体隔离开来，并进行治疗。于是，社会医学获得了生命政治的第二个含义。福柯看到：

> 在这种为了确保监控的连续性而由许多医学机构组成的构型中，医院应该占有一席之地。不仅是因为一些病人没有家庭，需要有医院，而且为了防止传染以及为了处理一般“日常”医学无法处理的疑难“异常”病人，也需要有医院。这里人们可以再次发现泰农和卡巴尼斯的影响。医院就其一般形式而言都带有

---

① Michel Foucault, *Dits et Écrits, III, 1954–1979*, Paris: Gallimard, 1994, p. 210.

② 同上书，p. 223。

> 悲惨贫苦的印记，但在地方上显得是一种不可或缺的保护手段。保护健康人免受疾病侵害，保护病人免受外行的土方、偏方之害……保护病人，以免他们互相感染。①

这意味着，在法国大革命时期出现的新式医院，一开始的目标并不是救助病人，而是为了隔离不正常的人。这就像福柯在《古典时代疯狂史》中指出的，现代精神病院的成立并不是为了医治疯癫的疾病，而是为了将这些不正常的人隔离开来，让正常的符合规范的人可以免受他们疯癫思想和行为的影响，从而保障整个现代资本主义社会的良序运行。福柯谈道："宗教狂热导致的不服从、拒不工作和偷窃，是对抗资产阶级社会及其基本价值观的三种重大罪行，即使是疯癫所致也不能宽宥。它们应受到最彻底的禁闭，受到最严厉的排斥，因为它们都表现出对道德和社会一律化的抗拒，而这种一律化正是皮内尔的疯人院的存在理由。"②

和现代精神病院的建立一样，现代医院的主要职能是隔离，与被社会医学认定为健康的社会整体秩序的隔离，不让病人的身体去感染整个社会整体的健康。因此，在18世纪末的医院中，我们看到的不是人道主义的治疗，而是福柯所谓的"异常"生命。他们不是"日常"的感冒发烧，因为这样的疾病很容易恢复正常，医生上门诊治即可，这些治疗在一些小诊所和家庭内部就可以完成。而大型医院之所以存在，就是要建立一处类似于现代精神病院，类似于现代监狱的隔离场所，在那里将"异常"的病人与正常的世界隔离开来。正如后来的

① 参见本书第45—46页。

② ［法国］福柯：《疯癫与文明：理性时代的疯癫史》，刘北成、杨远婴译，北京：生活·读书·新知三联书店2019年版，第246页。

巴斯德派医生一样，他们坚持认为医院的建立是为了隔离病人，从而保障社会的安全。法国社会学家拉图尔（Latour）曾指出，巴斯德派医生认为“没有人有权利去感染别人，要保有自由，传染病患者必须被医生公告周知、隔离、消毒，换言之，就是要他不要为害，如同我们的流放犯人一般。疾病不再是个人的不幸，而是对公共秩序的危害……巴斯德派重新界定了社会成员，从而促成了权力的大调动，就像大地震一样，颠覆了众多行动者，医生的角色也完全翻转了”①。由此可见，从那时起，医学、医院、医生以及治疗活动事实上已经演变成为一种政治行为，它的主要目的不是为了医治个体的身体，而是为了一个更大的身体，即国家和社会的整体身体，这让医学毫无疑问具有了社会医学的名义。但与此同时，这种社会医学必须将政治权力凌驾在每一个具体的生物性身体之上，让他们接受医学卫生的规范，接受生活方式的诊治，从而达到社会的整体良善。当然，对于那些抵抗规训、抵抗监控、抵抗社会医学的权力的人来说，结果只有一个：被隔离和被流放，要么在精神病院，要么在医院，要么在监狱。

不过，在创作《临床医学的诞生》时期的福柯，所关注的主题还不是社会医学和生命政治，而是由于社会医学的诞生，建立了可以将所有病人集中起来的大型医院，让医生和医学院的学生更容易以临床的方式来接触各种病人的身体，从而让医学科学在一个经验性的基础上得到重大突破。福柯再一次将批判的矛头指向了启蒙的神话，即“人们常常认为，临床医学萌生于一个自由的花园，医生和病人在双方统一的情况下在那里碰头，凝视凭借自身的明澈在不受理论束

① ［法国］拉图尔：《巴斯德的实验室：细菌的战争与和平》，伍启鸿、陈荣泰译，台北：时报文化出版公司2016年版，第269—270页。

缚的情况下进行观察，经验无须言语就从老师那里传授给学生”[①]。这种绯红色的启蒙神话，被现代大型病院的生命政治的事实所打破，那里只有贫困和异常的苦难，在那里，医生的目光建立了权威，作为被隔离的对象，病人发现自己“暂时不是一个公民了……他沦为某种疾病的历史”，而病人同时“被要求成为一种凝视的对象，一个相对的对象，因为从他身上辨识的东西被用于增进其他人的认识”[②]。这种临床医学的诞生是极其冷漠的，现代启蒙许诺的人道主义的幻象在这里一律变成了最残忍的景象，病人的身体是一种临床的实验对象，他们唯有将自己变成小白鼠，才有机会在医院里存活。而医生正是在这些不正常的身体上推进了现代临床医学的诞生。

三、征候与目光：临床医学的实证性装置

为了体现分类医学和临床医学的一个区别，福柯举了一个例子：在临床医学诞生之前，医生首先向病人询问的问题是“你如何不舒服？”而在临床医学诞生之后，医生的问题变成了“你哪里不舒服？”。当之前的医生问“你如何不舒服？”时，医生对疾病的了解需要患者自己来描述自己的疾病体验，也就是说，医生面对的是一个真正的主体，他需要在各种疼痛上进行主观描述和感受，然后将这种感受传递给医生。但是，一旦问题变成了“你哪里不舒服？”时，医生和病人的关系立刻发生了逆转，医生不再需要病人主体的描述，他所需要的仅仅是病人提供一个“不舒服”的位置，让医生以临床的方式去检查、

① 参见本书第57页。
② 参见本书第92—93页。

去探测、去诊断。换言之,病人的主体性在临床医学的对话中被悬置了,病人只能等待着医生去触摸自己的身体,或者说允许医生将自身的身体客体化,让医生的目光、手、听诊器以及各式各样的化验和检测将自己的身体指标化和对象化。对于临床医学的性质的思索,构成了福柯后来思考《词与物》和《知识考古学》中知识型(épistémè)的一个重要的历史来源。例如,在《知识考古学》中,他坚持将临床医学作为19世纪的知识型的样态,并指出:

> 之所以医生在临床医学话语中依次成为最高的和直接的提问者、观看的眼睛、触摸的手指、症状辨认的器官、已经完成的描述的整合点、实验室的技术人员,乃因为整个关系簇被卷入其中。这些关系包括医院空间(作为一个既是救助,又是纯净的、系统化的观察,同时是局部检验、局部实验的治疗的场所)与人体——正如它被病理解剖学所定义的那样——知觉的整套技术和准则之间的关系;直接观察的范围与已经获得的信息的领域之间的关系;医生作为治疗者的角色、他的教育者角色、他在医学知识传播中的中转者角色与他在社会空间中的公共健康责任人的角色之间的关系。①

由此可见,在现代大型医院中形成的临床医学经验,与之前的分类医学的区别不仅仅是医生如何面对病患个体的区别,而且是一种根本的知识型上的区分。在后来的《词与物》和《知识考古学》中,这

① [法国]福柯:《知识考古学》,董树宝译,北京:生活·读书·新知三联书店2021年版,第64页。

种知识型变成了言说话语的知识型，这种话语一经产生，便从知识生产体系（如精神病学、性态、临床医学、刑事学，等等）中攫取了权力。在《知识考古学》中，福柯指出："知识型是指能够在既定时代把那些产生知识论形态、科学、可能还产生形式化系统的话语实践连接起来的关系集合；它是指朝向知识论化、科学性、形式化的那些过渡在每一种话语形式中进行定位和得以实现所依据的方式。它是指这些能够重合、相互从属或在时间中错位的界限的分布；它是指那些能够在知识论形态或科学从属于邻近的但有区别的话语实践的范围内存在于它们之间的侧向关系。"① 当然，在创作《临床医学的诞生》时，福柯还不能准确地提出知识型的概念，但是他已经深深地感觉到，在临床医学中，诞生了一种不可逆转的趋势，即将某些征候综合在一种知识体系下，让临床的目光发掘出之前分类医学所无法发现的东西。

正是在这个意义上，福柯区别了症状（symptôme）和征候（signe）。症状是描述性的，也就是说，症状不是疾病本身，疾病已经通过身体的感知被解释了；比如说发烧的症状和头痛的症状，这些症状经过我们身体的感知，形成了对疾病的某种诠释，所以福柯认为"症状是疾病的呈现形式……在所有的可见物中……它是不可企及的疾病性质的最直接译写"②。例如胸痛和呼吸困难是症状，但它们不是疾病，它们或许指向一个看不见的疾病——胸膜炎。但无法通过症状来简单评判胸膜炎，这是有经验的医生根据病人感性的描述才能在细节中艰难把握的东西。然而，在18—19世纪的临床医学中，一切都发生了变化，医生不再依赖于那些被病人主观描述出来的症状，而是依赖于更具有客

① ［法国］福柯：《知识考古学》，董树宝译，北京：生活·读书·新知三联书店2021年版，第226页。

② 参见本书第98页。

观性的征候。实际上,这些征候就是现代医学建立起来的符号。例如我们感觉到头痛发热,这个是主观性的,但有了温度计之后,发热症状便可以被准确地计量化了,在这个意义上,症状变成了征候,变成了可以被临床医学知识解读的符号,并被纳入现代医学的知识型当中。

由于作为符号的征候的出现,这些征候不再依赖于个体的身体,福柯看到,这里出现了征候与身体的分离,医生的目光观看的不再是感觉性的症状,而是符号性的征候。所以,"对于一个认识臻于'完善最高程度'的医生来说,'一切症状都将变成征候',所有疾病表现都将说一种清晰有序的语言"①。这样,一旦所有的疾病被征候化,这就意味着新的医学体系可以将所有疾病纳入一个完整的语言体系当中,而某一个病患的身体不过是这个整体语言的一种表象而已。福柯在这里的表述,有一种明确的结构主义的意蕴,也代表着20世纪60年代结构主义符号学对法国知识界的决定性影响。不过正是通过认识到在临床医学中,疾病的症状被转化为征候,福柯立即意识到临床医学的本质是一种结构主义的语言学,它按照一定的语法秩序建构着现代医学知识体系,将征候与征候之间的关系转化为能指和能指之间的关系。相反,具体病患的个体性或身体性差异,在征候的表征背后不再重要,他们的疾病被还原为一个巨大的话语规范体系。因此,福柯看到临床医学带来的背后的医生目光的变革,他们的目光不再是与病人的交流:在临床医学的医生的目光下,病人消失了,变成了一系列在医学话语下呈现的征候链条。所以,福柯指出:

> 在临床医学思想制定其方法和科学规范的种种努力之上,

① 参见本书第104页。

> 笼罩着一个巨大的神话：存在着一个本身也是纯粹语言的纯粹凝视，它是一只会说话的眼睛。它能够扫视整个医院场域，捕捉和搜集其中发生的每一个事件；当它进行度量时，当它看得越来越清楚时，它就会变成陈述和教诲的言语；事件在反复和汇聚的过程中，在它的凝视下勾画出真理的轮廓，真理则因为这种凝视和按照原本秩序被保存在教学形式中，留给那些没有认识到它和尚未看到它的人。这种会说话的眼睛将变成事物的仆人和真理的主人。①

我们看到了一个消除了身体的逻辑，即医生的目光看到的不是身体，而是医学的知识型下的征候链条。凝视的度量旨在将病人的身体纳入临床医学的知识型的权力下，并按照这种逻辑运作。也正是因为这个关系，传统医学中的望闻问切直接变成了各种测量和化验，而医生只需要观看这些化验和测量的数值，便可以对疾病做出诊断，而无须太多考虑症状下的身体差异。所以“它是从计算的必要性又回到发生的首要性，它首先将可见物与可陈述物的相等关系定义为一种**普遍**的严格计算，然后赋予上述假设一种意义：完整彻底的**描述**。基本运算不再是如何进行组合，而是如何实现句法转换”②。这或许就是福柯在卡巴尼斯的《医学的革命》中看到的东西，临床医学需要的不是面对个体的鲜活的身体，更不是各种身体的差异，而是“确定一种句法，以便从感知的因素推进到连贯的话语”③。于是，临床医学的凝视不再是医生个体的眼睛，在病人的个体性差异消失的同

---

① 参见本书第127页。

② 参见本书第129页。

③ 参见本书第130页。

时，医生的个体性也消失了，它变成了医学知识型下的化身，医学话语的权力通过他的眼睛实现了作为普遍性话语的道成肉身。表面上是个体的医生在看我们，但这些医生（从临床的医生，到化验的医生，以及住院的医生）构成了一个知识的体系，他们的目光是一种知识的权力，他们实现着对病人身体的转化，让身体变成那个连贯性知识型的附属物，让潜伏在他们目光背后的不可见的实体呈现出来。

于是，在临床医学的医生的凝视中，出现了两种不同的凝视，一种是局部的有限的凝视，一种是普遍的绝对凝视，正是后一种凝视，“把视觉、听觉和触觉都感受不到的东西建构成一个主宰的统一体。当医生使用他的所有感官进行观察时，另外有一只眼睛直逼事物的基本可见性”①。这种在感官上不可见的实体就是后来福柯所提出的实证性（positivité），而在后来的阿甘本那里，这个词进一步被翻译成意大利语的“dispositivo”，而在英语转译的时候，再次被翻译为“装置”（apparatus）。换言之，当代临床医学不仅创造了一种以计量性征候为核心的知识实证性，也创造了以此为中心的装置，装置将临床医生的眼睛变成了美杜莎之眼，将病人的身体石化为装置的一部分，“它在某种程度上有能力捕获、引导、决定、截取、塑造、控制或确保活生生之存在的姿势、行为、意见或话语”②。在这个意义上，阿甘本认为精神病院、临床医学的医生以及监狱，乃至我们今天使用的手机，都是一种装置，它不仅通过医生的目光捕获一切生命体的运动痕迹，也生产着事物的秩序，而这就是福柯下一本书《词与物》真正面对的问题。因此，临床医学的诞生，也意味着征候和医生目光等现代医学

① 参见本书第185页。

② ［意大利］阿甘本：《论友爱》，刘耀辉、尉光吉译，北京：北京大学出版社2017年版，第17页。

装置的诞生，一切疾病和诊断都成为这种看不见的实证性的一部分。

结 语

回到当下的情形，不难发现，我们面对着并非完全是福柯《临床医学的诞生》中那个作为医学知识的目光的装置。今天的情况可能比福柯的时代更为复杂，因为，我们检测核酸和出示健康码的行为，不是发生在封闭的医院里，而是发生在社会的每一个角落。或许，我们可以认为，那个曾经被局限在作为隔离病人的医院中的装置，已经慢慢迁移到整个社会之中，成为整个社会治理的装置。在这种背景下，我们面对的是福柯的社会医学和临床医学的综合。社会医学的价值在于，它需要侦测出在疫情之中，谁是可能的染疫者，体温测试装置、核酸检测装置以及各种数据代码取代了临床医学中的医生的目光，成为普遍性的凝视，成为一种看不见的凝视。但这种凝视的目光的权力和功能尚在，我们似乎在一个全景敞视的空间里，让自己的身体成为疫情分辨装置和隔离装置的对象，而唯有如此，才能保障作为社会整体的安全。这既是生命政治的主题，也是当代医学知识型的装置的对象，唯一不同的是，全景敞视的目光代替了有限的医生的目光，临床医学正式成为数字-生命政治的治理技术的一部分。在我们捍卫自己的健康绿码，让自己的核酸检测结果保持阴性的过程中，耳边似乎再次响起福柯在《临床医学的诞生》中说的最后一句话，即这个不可见的装置或结构“一直构成我们经验的阴暗而坚实的网”①。

① 参见本书第221页。

目　录

前　言

这是一部关于空间、语言和死亡的著作。它论述的是凝视。

18世纪中期，波姆在治疗一个癔病患者时，让她“每天浸泡十到十二个小时，持续了十个月”。目的是驱逐神经系统的燥热。在治疗尾声，波姆看到“许多像湿羊皮纸的膜状物……伴随着轻微的不舒服而剥落下来，每天随着小便排出；右侧输尿管也同样完全剥落和排出”。在治疗的另一阶段，肠道也发生同样的情况，“肠道内膜剥落，我们看到它们从肛门排出。食道、主气管和舌头也陆续有膜剥落。病人呕出或咯出各种不同的碎片”①。

时间过去还不到一百年，对于医生如何观察脑组织损伤和脑部覆膜，即经常在“慢性脑膜炎”患者脑部发现的“假膜”，有如下描述：“其外表面紧贴硬脑膜蛛网层，有时粘连不紧，能轻易地分开，有时粘连很紧，很难把它们分开。其内表面仅仅与蛛网膜接近，而绝不粘

① 波姆：《两性气郁病症论》(Pomme, *Traité des affections vaporeuses des deux sexes*)，里昂，1769年第4版，第1卷，第60至65页。

连……假膜往往是透明的，尤其当它们十分薄时；但它们通常是微白色、浅灰色或浅红色的，偶尔有浅黄色、浅棕色或浅黑色的。同一片膜的不同部位往往颜色深浅不一。这些非正常产生的膜在厚度上差异很大，有的如蜘蛛网那样纤薄。……假膜的组织也呈现出很大的差异：纤薄的呈淡黄色，像鸡蛋的蛋白膜，没有形成特殊的结构。另外一些在其某一面呈现出血管纵横交错的痕迹。它们可以被划分成相叠的层面，各层之间常有不同程度褪色的血块凝集。”①

波姆把旧有的神经系统病理学神话发展到了极致，而贝勒早在我们之前一个世纪就描述了麻痹性痴呆的脑部病变。这两种描述不仅在细节上不同，而且在总体上也根本不同。对于我们来说，这种差异是根本性的，因为贝勒的每一个词句都具有质的精确性，把我们的目光引向一个具有稳定可见性的世界，而波姆的描述则缺乏任何感官知觉的基础，是用一种幻想的语言对我们说话。但是，是什么样的基本经验致使我们在确定性知识的层面下、在产生这些确定性知识的领域里确立了这样明显的差异呢？我们怎么能断定，18世纪的医生没有看到他们声称看到的东西，而一定需要经过几十年的时间才能驱散这些幻想的图像，在它们留下的空间里揭示出事物真实的面貌？

实际发生的事情不是对医学知识进行了“心理分析”，也不是与那种想象力投入的自发决裂。“实证”医学也不是更客观地选择“客体”的医学。也不能说，那种让医生和患者、生理学家和开业医生在其中进行交流的想象空间（拉长或扭曲的神经，灼热感，硬化或烧焦

① 贝勒：《精神疾病新论》（A. L. J. Bayle, *Nouvelle doctrine des maladies mentales*），巴黎，1825年版，第23至24页。

的器官，由于凉水的有益作用而康复的身体）丧失了所有的权力。实际情况更像是，这些权力发生位移，被封闭在病人的异常性之中和“主观症状”的领域中。对于医生来说，这种“主观症状”不是被定义为知识的形式而是被定义为需要认识的客体世界。知识与病痛之间的那种想象联系不仅没有被打破，反而被一种比纯粹想象力的渗透更复杂的手段强化了。疾病以其张力和烧灼而是在身体里的存在，内脏的沉默世界，身体里充满无穷尽的无法窥视的梦魇的整个黑暗渊薮，既受到医生的还原性话语对其客观性的挑战，同时又在医生的实证目光下被确定为许多客体。病痛的各种形象并没有被一组中立的知识所驱逐，而是在身体与目光交汇的空间里被重新分布。实际上发生变化的是那个给语言提供后盾的沉默的构型，即在“什么在说话”和“说的是什么”之间的情景和态度关系。

从什么时候起、根据什么语义或语法变化，人们才认识到语言变成了“理性话语”？把假膜说成是非同一般的“湿羊皮纸”的描述，与同样富有隐喻地把它们说成是像蛋白膜一样覆盖在脑膜上的描述，这二者是被什么分界线截然分开的呢？难道贝勒所说的“微白色”和“浅红色”假膜就比18世纪医生所描述的鳞片具有更大的科学话语价值、有效性和客观性？一种更精细的目光，一种更贴近事物、也更审慎的言语表达，一种对形容词更讲究、有时也更令人迷惑的选择，这些变化仅仅是医学语言风格的延续，即自盖伦[①]医学以来一直围绕着事物及其形状的灰暗特征而扩展描述的领域的风格的延续吗？

为了判定话语在何时发生了突变，我们必须超出其主题内容或逻辑模态，去考察“事物”与“词语”尚未分离的领域——那是语言的

① 古希腊医生。——译注

最基础层面，在那个层面，看的方式与说的方式还浑然一体。我们必须重新探讨可见物与不可见物最初是如何分配的，当时这种分配是和被陈述者与不被说者的区分相联系的：由此只会显现出一个形象，即医学语言与其对象的联结。但是，如果人们不提出回溯探讨，就谈不上孰轻孰重；只会使被感知到的言说结构——语言在这种结构的**虚空**中获得体积和大小而使之成为**充实的**空间——可能被暴露在不分轩轾的阳光之下。我们应该置身于而且始终停留在对病态现象进行根本性的空间化和被言说出来的层次，正是在那里，医生对事物的有毒核心进行观察，那种饶舌的目光得以诞生并沉思默想。

现代医学把自己的诞生时间定在18世纪末的那几年。在开始思索自身时，它把自己的实证性的起源等同于超越一切理论的有效的朴素知觉的回复。事实上，这种所谓的经验主义并不是基于对可见物的绝对价值的发现，也不是基于对各种体系及其幻想的坚决摈弃，而是基于对那种明显和隐蔽的空间的重组；当千百年来的目光停留在人的病痛上时，这种空间被打开了。但是，医学感知的苏醒，色彩和事物在第一批临床医生目光照耀下的复活，并不仅仅是神话。19世纪初，医生们描述了千百年来一直不可见的和无法表述的东西。但是，这并不意味着他们摆脱了冥思，重新恢复了感知，也不是说他们开始倾听理性的声音而抛弃了想象。这只是意味着可见物与不可见物之间的关系——一切具体知识必不可少的关系——改变了结构，通过目光和语言揭示了以前处于它们的领域之内或之外的东西。词语和事物之间的新联盟形成了，使得人们能够**看见**和**说出来**。的确，有时候，话语是如此之"天真无邪"，看上去好像是属于一种更古老的理性层次，它似乎包含着向某个较早的黄金时代的明晰纯真的目光的回归。

1764年，梅克尔[①] 对某些失常（中风、躁狂、肺结核）引起的脑部变化进行研究；他使用理性的方法，称算同样大小的脑组织的重量加以比较，从而判定脑组织哪些部分脱水了，哪些部分膨胀了，病因何在。现代医学一直几乎不利用这项研究成果。脑组织病理学是在比夏[②]，尤其是雷卡米埃尔[③] 和拉勒芒[④] 之时才达到这种“实证”形式。比夏等人使用“带有又宽又薄顶端的著名小槌。如果连续地轻轻打击，因为头颅是充实的，就不会造成脑震荡。最好是从头颅后方开始敲击，因为在必须打破枕骨时，枕骨会滑动，使人打不准。……如果是一个非常小的孩子，骨头会很柔软，难以打破，而且骨头又很薄，无法使用锯子。那就只能用大剪子来剪断”[⑤]。硬果被打开了。在精心分开的外壳下面露出灰色的物质，裹着一层黏滞的含有静脉的薄膜：一团娇嫩而灰暗的肉团，它隐藏着知识之光，最终获得解放，暴露在光天化日之下。破颅者的手工技艺取代了天平的科学精密性，而我们的科学自比夏之时起就与前者合而为一；打开具体事物充实内容的那种精细但不加以量化的方式，再加上把它们特性的精致网络展现给目光，对于我们来说，反而产生了比武断的工具量化更科学的客观性。医学的理性深入到令人惊异的浓密感知中，把事物的纹理、色彩、斑点、硬度和黏着度都作为真相的第一幅形象展现出来。这种实验的广度似乎也是目光所专注的领域，只对可见内容敏感的警觉经

① J. F. Meckel，德国解剖学家（1781—1833）。——译注

② Bichat，法国解剖学家（1771—1802）。——译注

③ Récamier，法国医生（1774—1852）。——译注

④ Lallemand，法国病理解剖学者（1790—1854）。——译注

⑤ 拉勒芒：《脑部解剖病理学研究》(*Recherches anatomo-pathologiques sur l'encéphale*)，巴黎，1820年版，导言，第Ⅶ页，注释。

验的领域。眼睛变成了澄明的保障和来源；它有力量揭示真实，但是它只是感受到它能够揭示的范围；眼睛一旦睁开，首先就揭示真实：这就是标志着从古典澄明的世界——从“启蒙运动时代”——到19世纪的转折。

对于笛卡儿和马勒伯朗士来说，看就是感知（甚至在一些最具体的经验中，如笛卡儿的解剖实践，马勒伯朗士的显微镜观察）；但是，这是在不使感知脱离其有感觉的身体的情况下把感知变得透明，以便让头脑的活动通行无阻：光线先于任何凝视而存在，它是理念——非指定的起源之地（在那里事物足以显示其本质）——的要素，也是事物的形式（事物借助这种形式通过实体的几何学达到这种理念）；按照他们的观点，观看行为在达到完美之后，就被吸收到光的那毫不弯曲和没有止境的形象中。但是，到18世纪末，观看则意味着将最大限度的实体透明性交给经验；封闭在事物本身之内的坚实性、晦暗性和浓密性之所以拥有真实之力度，不是由于光，而是由于缓慢的凝视，后者完全凭借自己的光扫视它们，围绕着它们，逐渐进入它们。吊诡的是，真相之深居事物最隐晦的核心，乃是与经验凝视的无上权力相连，后者将事物转暗为明。所有的光亮都进入眼睛的细长火焰，眼睛此时前后左右地打量着物质对象，以此来确定它们的位置和形状。理性话语与其说是凭借光的几何学，不如说是更多地立足于客体的那种逼人注意的、不可穿透的浓密状况，因为经验的来源、领域和边界以模糊的形式存在于任何知识之前。凝视被动地系于这种原初的被动性上，从而被迫献身于完整地吸收经验和主宰经验这一无止境的任务。

对于这种描述事物的语言而言，或许只对于它而言，其任务就是确认一种不仅仅属于历史或美学范畴的关于“个人”的知识。对个人进行定义应该是一项永无止境的工作，这种情况不再构成某种经验的障碍。经验承认了自身的限度，反而把自己的任务扩展到无限。通过获得客体的地位，其特有的性质、其难以捉摸的色彩、其独特而转瞬即逝的形式都具有了重量和坚实性。此时，任何光都不能把它们化解在理念的真理中；但是投向它们的凝视则会唤醒它们，使它们凸现在一种客观性的背景面前。凝视不再具有还原作用了。毋宁说，正是凝视建构了具有不可化约性的个人。因此我们才有可能围绕着它组建一种理性语言。话语的**客体**完全可能成为一个**主体**，而客观性的形象丝毫没有改变。正是由于这种**形式上**的**深度**重组，而不是由于抛弃了各种理论和陈旧体系，才使**临床医学经验**有可能存在；它解除了古老的亚里士多德的禁令：人们终于掌握了一种关于个人的、具有科学结构的话语。

正是通过这种接近个人的方式，我们这个时代的人从中看到了一种“独特对话方式”的确立，以及一种老式医学人道主义——与人的同情心一样古老——的最凝练的概括。各种“无头脑的”知性现象学将其概念沙漠的沙子与这种半生不熟的观念混合在一起；带有色情意味的词汇，如“接触”“医生-患者对偶关系”，竭尽全力想把婚姻幻想的苍白力量传递给这种极端的“无思想”状态。临床经验在西方历史上第一次使具体的个人向理性的语言敞开，这是处于人与自己、语言与物的关系中的重大事件。临床经验很快就被接受，被当作是一种凝视与一个面孔，或一种扫视与一个沉默的躯体之间简单的、不经过概念的对质；这是一种先于任何话语的、免除任何语言负担的接触，通过这种接触，两个活人“陷入”一种常见的却又不对等的处境。最近，为了一个开放市场的利益，所谓的“自由主义”医学恢复了旧式诊所的权利，这种权利被说成是一种特殊契约，是两个人之间达成的默契。这种耐心的凝视甚至被赋予一种权力，可以借助适度——不多不少——添加的理性而联结到适用于所有科学观察的一般形式："为了给每一个病人提供一个最适合他的疾病和他本人情况的治疗方式，我们力求对他的情况获得一个完整客观的看法；我们把我们所了解的有关他的信息都汇集到他的卷宗里。我们用观察星象和在实验室做实验的方法来'观察'他。"①

奇迹不会轻易出现：使病床有可能成为科学研究和科学话语的场域的那种突变——每一天都在继续发生——并不是某种古老的实践与某种甚至更古老的逻辑混合后突然爆炸的结果，也不是某种知识和某种奇特的感觉因素，如"触摸""一瞥"或"敏感"的混合产物。医学之所以能够作为临床科学出现，是由于有一些条件以及历史可能性规定了医学经验的领域及其理性结构。它们构成了具体的**前提**。它们今天有可能被揭示出来，或许是因为有一种新的疾病经验正在形成，从而使人们有可能历史地、批判地理解旧的经验。

如果我们想为有关临床医学诞生的论述奠定一个基础，那就有必要在这里兜一个圈子。我承认，这是一种奇怪的论述，因为它既不能基于临床医师目前的意识，甚至也不能基于他们曾经说的话。

可以说，我们属于一个批判的时代，再也没有什么第一哲学，反而每时每刻使我们想到那种哲学的昔日显赫和致命谬误。这是一个理智的时代，使我们不可弥补地远离一种原始语言。在康德看来，批判的可能与必要是通过某些科学内容而系于一个事实，即存在着像

① 苏尔尼亚：《诊断的逻辑与道德》(J. -Ch. Sournia, *Logique et morale du diagnostic*)，巴黎，1962年版，第19页。

知识这样的事物。在今天这个时代——尼采这位语言学家对此做出见证——它们是系于这样的事实，即语言是存在的，而且，在一个人所说的数不胜数的言辞中（无论这些言辞有无意义，是说明性文字还是诗）形成了某种悬于我们头上的意义，它引导我们这些陷入盲目的人前进，但是它只是在黑暗中等待我们意识到之后才现身于日光和言说中。我们由于历史的缘故而注定要面对历史，面对关于话语的话语的耐心建构，面对聆听已经被说出的东西这一任务。

但是，对于言说①，难道我们注定不知道它除了评论以外还有别的什么功能？评论对话语的质疑是，它究竟在说什么和想说什么；它试图揭示言说的深层意义，因为这种意义才使言说能达到与自身的同一，即所谓接近其本质真理；换言之，在陈述已经被说出的东西时，人们不得不重述从来没有说过的东西。这种所谓评论的活动试图把一种古老、顽固、表面上讳莫如深的话语转变为另外一种更饶舌的既古老又现代的话语——在这种活动中隐藏着一种对待语言的古怪态度：就其定义而言，评论就是承认所指大于能指；一部分必要而又未被明确表达出来的思想残余被语言遗留在阴影中——这部分残余正是思想的本质，却被排除在其秘密之外——但是，评论又预先设定，这种未说出的因素蛰伏在言说中，而且设定，人们能够借助能指特有的那种丰溢性，在探询时可能使那没有被明确指涉的内容发出声音。通过开辟出评论的可能性，这种双重的过剩就使我们注定陷入一种无法限定的无穷无尽的任务：总是会有一些所指被遗留下来而有待说话，而提供给我们的能指又总是那么丰富，使我们不由自主地疑惑它到底“意味着”（想说）什么。能指和所指因此就具有了一种实质

① 原文作parole，相当于英文speech。——译注

性的自主性，分别获得了一种具有潜在意义的宝藏；二者甚至都可以在没有对方的情况下存在，并开始自说自话：评论就安居在这种假设的空间里。但是，它同时又创造了它们之间的复杂联系，围绕着表达的诗意价值而形成一个交错缠绕的网络：能指在“翻译”（传达）某种东西时不可能是毫无隐匿的，不可能不给所指留下一块蕴义无穷的余地；而只有当能指背负着自身无力控制的意义时，在能指的可见而沉重的世界里，所指才能被揭示出来。评论立足于这样一个假设：言说是一种“翻译”（传达）行为；它具有与影像一样的危险特权，在显示的同时也在隐匿；它可以在开放的话语重复过程中无限地自我替代；简言之，它立足于一种带有历史起源烙印的对语言的心理学解释。这是一种阐释（Exégèse），是通过禁忌、象征、具象，通过全部启示机制来倾听那无限神秘、永远超越自身的上帝圣言。多少年来我们评论我们文化的语言时的出发点，乃是多少世纪我们徒劳地等待言说[①] 的决定的所在之处。

从传统上看，言说其他人的思想，试着说出他们所说的东西，就意味着对所指进行分析。但是，在别处和被别人说出的事物难道必须完全按照能指和所指的游戏规则来对待，被当作它们相互内含的一系列主题吗？难道就不能进行一种话语分析，假设被说出的东西没有任何遗留，没有任何过剩，只是其历史形态的事实，从而避免评论的覆辙？话语的种种事件因而就应该不被看作是多重意指的自主核心，而应被当作一些事件和功能片断，能够逐渐汇集起来构成一个体系。决定陈述的意义的，不是它可能蕴含的、既揭示它又掩盖它的丰富意图，而是使这个陈述与其他实际或可能的陈述联结起来的那

① 原文作Parole，相当于英文Word。——译注

种差异。其他那些陈述或者与它是同时性的，或者在线性时间系列中是与它相对立的。由此就有可能出现一种全面系统的话语史。

直到今天，思想史几乎只有两种方法。第一种为美学方法，是一种类推法，每一种类推都是沿着时间的线路扩展（起源、直系、旁系和影响），或者是在既定历史空间的表面展开（时代精神、时代的世界观、其基本范畴、其社会文化环境结构）。第二种为心理学方法，是内容否定法（这个世纪或那个世纪并不是像它自己所说的和人们所认为的那样是理性的世纪或非理性的世纪），由此发展出一种关于思想的“心理分析”，其结果完全可以颠倒过来——核心的核心总是其反面。

这里我要试着分析19世纪伟大发现之前那一时期的一种话语——医学经验话语。当时这种话语在内容上的变化远远小于在体系形式方面的变化。临床医学既是对事物的一种新切割，又是用一种语言把它们接合起来的原则——这种语言就是我们所熟知的“实证科学”语言。

对于任何想清理临床医学诸多问题的人来说，临床医学（clinique）的概念无疑负载着许多极其模糊的价值；人们可以分辨出一些毫无光彩的画面，例如疾病对病人的奇怪影响，个人体质的多样化，疾病演变的或然性，敏锐知觉的必要性（有必要时时警觉最轻微可见的变化），对医学知识无限开放的累积型经验形式，以及从古希腊时代就成为医学基本工具的那些古老而陈腐的观念。在这个古老的武器库里，没有一样东西能够告诉我们在18世纪的那个转折点究竟发生了什么。从表面现象看，对旧临床医学主题的质疑“造成了”医学知识的根本性变化。但是，从总体机制看，对于医生的经验来说，当时出现的临床医学乃是关于可感知者与可陈述者的新图像：身体空间中离散因素的重新配置（例如，**组织**这种平面功能片段被分离出来，与器官这种功能物质形成对比，并形成矛盾的“内表面”），病理现象的构成因素的重新组织（征候语法学取代了症状植物学），对于病态事件的线性序列的界定（与疾病分类表相反），疾病与有机体的接合（过去用一般疾病单位把各种症状组合在一个逻辑格式中，现在一般疾病单位消失，取而代之的是局部状态，即在一个三维空间中确定疾病之存在及其原因与后果）。临床医学的出现作为一个历史事件，应该被视为这些重组过程的总体系统运作。这个新结构体现在一个细小但决定性的变化上（当然这种变化并不能完全代表它）：18世纪医生总是以这样一个问题开始与病人的对话：“你怎么不舒服？”（这种对话有自己的语法和风格），但是这种问法被另一种问法所取代：“你哪儿不舒服？”我们从中可以看到临床医学的运作及其全部话语的原理。从此开始，在医学经验的各个层次上，能指与所指的全部关系都被重新安排：在作为能指的症状与作为所指的疾病之间，在描述与被描述者之间，在事件与它所预示的发展之间，在病变与它所指示的病痛之间，等等。临床医学经常受到赞扬，因为它注重经验，主张朴实的观察，强调让事物自己显露给观察的目光，而不要用话语来干扰它们。临床医学的真正重要性在于，它不仅是医学认识的深刻改造，而且改造了一种关于疾病的话语的存在可能性。对临床医学话语的**限制**（拒绝理论，抛弃体系，不要哲理；否定所有这些被医生引以为荣的东西）所体现的无语言状况正是使它能够说话的基础：这种共同的结构切割出并接合了所见与所说。

因此，我所进行的这项研究也就刻意地兼有历史研究和批判的性质，因为除了各种不能免俗的意图外，它关心的是如何确定医学经验在现代之所以存在的可能性条件。

我要预先说明的是，本书无意于褒贬某种医学，更无意于指责所有的医学和主张废除医学。本研究与我的其他研究一样，旨在从厚实的话语中清理出医学史的状况。

在人们所说及的事物中，重要的不是人们想的是什么，也不是这些事物在多大程度上反映了他们的思想，重要的是究竟是什么从一开始就把它们系统化，从而使它们成为新的话语无穷尽地探讨的对象并且任由改造。

第一章

空间与分类

对于我们来说，人的肉体天然有权界定疾病的起源空间和分布空间：这种空间的线条、体积、表面和通路都是根据一种迄今人们熟悉的地理学，按照解剖图来规定的。但是，坚实而可见的肉体的这种秩序仅仅是人们将疾病空间化的医学的一种方式，既不可能是第一种方式，也不可能是最基本的方式。过去曾经有过，将来还会有其他的疾病分布方式。

我们将在何时能够界定在隐秘的肉体里决定了过敏性反应过程的那些结构？是否曾经有人勾画出病毒在某一生理组织的薄层里扩散的特定几何图？在一种欧几里德式的解剖学中，能否找到支配着这些现象空间化的法则？说到底，人们所能回忆起的只是，旧的交感理论使用过一套所谓对应、毗邻、同系的语言；而被感知的解剖学空间几乎不可能提供一种连贯一致的词汇。病理学领域里的每一伟大的思想都给疾病规划了一种构型（configuration），但是这种构型的空间要素不一定是经典几何学的要素。

疾病的“实体”与病人的肉体之间的准确叠合，不过是一件历史的、暂时的事实。它们的邂逅仅仅对于我们来说是不言而喻的，或者更准确地说，我们现在只是刚刚开始想客观地看待这种邂逅。疾病**构型**的空间与病患在肉体中**定位**的空间，在医疗经验中叠合，只有一段较短的时间，在这个时期，19世纪的医学同时发生，而且病理解剖学获得特权地位。正是这个时期，凝视（regard）享有主宰权力，因为在同一感知领域，循着同样的连续性或同样的断裂，经验“一下子”就能读出机体的可见病灶以及各种病理形式的联系；疾病准确地表现在肉体上，其逻辑分布也同时按照解剖学组织而展开。这“一瞥”不过是在它所揭示的真理上的运作，或者说这是在行使它握有全部权利的权力。

但是，上面所说的这种权利怎么会是自古以来就有的、自然的权利呢？显示疾病存在的那个位置为什么能够以如此专横的方式决定那种把各种因素组合在一起的图形？奇怪的是，疾病的构型空间绝不比分类医学更自由，更独立于疾病定位空间。分类医学这种医学思想形式在编年史上仅先于解剖临床医学方法一步发生，并且在历史上创造了后者出现的可能性条件。

基利贝尔说：“在没有确定疾病的种类之前，绝不要治疗这种疾病。”① 从索瓦热的《系统的疾病分类学》（1761年）到皮内尔的《哲学疾病分类法》（1798年），分类原则支配了医学理论和医疗实践：它显得好像是疾病形态的内在逻辑，解读疾病形态的原则以及定义疾病形态的语义学原则：“不要在意那些对著名的索瓦热的著作散布不敬

① 基利贝尔，《医学的无政府状态》（Gilibert, *L'anarchie médicinale*），纳沙泰尔，1772年版，第1卷，第198页。

的嫉妒者……要记住，在古往今来的医生中，他或许是唯一使我们的全部教义都从属于健全逻辑的无误规则的人。请注意，他在确定他的用语时是多么小心谨慎，他在限定每一种疾病的定义时是多么严格仔细。”在疾病被人们从浓密的肉体中抽取出来之前，它已经被赋予了一种组织，并被划归进科、属、种的等级系列。表面上，这不过是一幅帮助我们了解和记住疾病的衍生领域的“图像”。但是，在这种空间“比喻”背后的更深层次，为了造成这种图像，分类医学预设了疾病的某种“构型”：它从来不会自己明确表达出来，但是人们可以事后确定它的基本要素。正如一棵家庭系谱树，在这种相关的比喻和它的全部想象主题之下的层次，是以一种空间作为其前提的。在这个空间里，其血缘关系是可以图示出来的。疾病分类学图像也包括一种疾病构型，它既不是因果系列，也不是事件的时间系列，也不是疾病在人体内的可见轨迹。

这种安排把有机体内的定位当作从属的问题，却定义了一种涉及包容、从属、区分和相似等关系的基本体系。这种空间包括一个“纵向”维度和一个“横向”维度。纵向维度用于描绘疾病的含义——热病是“一种冷与热的持续交汇”，可能发作一次，也可能发作多次；二者的交替出现可能不间歇，也可能有间歇；这种间歇可能不超过十二小时，也可能维持一天或持续两天，也可能按照一种难以界定的节奏[①]；在横向维度，同系现象相互转移——在痉挛的两大子系统里可以发现完全对称的“局部强直”和“全身强直”，“局部阵挛”和“全身阵挛”[②]；或者，在排泄系列里，黏膜炎与咽喉的关系相当于

① 索瓦热，《系统的疾病分类学》(F. Boissier de Sauvages, *Nosologie méthodique*)，里昂，1772年版，第2卷。

② 同上书，第3卷。

痢疾与肠道的关系[①]；这个空间是一个有深度的空间，先于一切感知而存在，而且从远处控制着感知；正是以这个空间为基础，通过疾病所交织穿行的线条以及疾病所配置和安排等级的肉体组织，疾病出现在我们的凝视之下，体现在一个活生生的有机体中。

疾病的这种初级构型的原则是什么呢？

一、18世纪的医生是以一种“历史”经验，而不是以一种“哲学”知识来看待它。说这种认识是历史的，因为它以四种现象来限定胸膜炎：发烧、呼吸困难、咳嗽以及侧胸疼痛。如果追问疾病的根源、原理或起因，如受寒、剧烈咳吐和胸膜发炎，那么这种认识就具有哲学性。历史认识与哲学认识的区别，并不是基于原因与结果的区别：卡伦把他的分类体系建立在相关原因的归纳上；这种区别也不是基于原理与后果的区别，因为西德纳姆认为，他在研究“大自然是如何造成和维持各种疾病的存在”时是在进行历史研究[②]；这种区别甚至也不是基于可见物与隐匿物或臆想物之间的差别，因为人们有时不得不追溯一个“历史”，而这种历史本身是封闭的，是在人们不知不觉中发展的，就像某些肺结核患者的“消耗热”：“隐藏在水下的礁石”[③]。这种历史性包容了所有事实上或理论上、早一些或晚一些、直接地或间接地会呈现在凝视之下的东西。某种可见的原因，某种被逐渐发现的症状，某种可以被译解的原理，从根源上来说都不属于“哲学”知

① 卡伦：《实用医学制度》(W. Cullen, *Institutions de médecine pratique*)法译本，巴黎，1785年版，第2卷，第39至60页。

② 西德纳姆：《实用医学》(Th. Sydenham, *Médecine pratique*)法译本，巴黎，1784年版，第390页。

③ 同上。

识体系，而是属于一种“非常简单的”知识。这种知识“应该先于其他一切（知识）”，并且确定医疗经验最初形式的位置。问题在于如何界定这样的基本领域：在这个领域中，远近的视野变成平面，高低的差距被削平对齐。于是，结果与其原因具有同样的地位，前项与后项互相重叠。在这种同质的空间里，系列被打破，时间被废除：一个局部的炎症仅仅是其“历史”因素（红、肿、热、疼）在理念上的并置，毫不涉及它们的互相决定网络或它们的互相交错。

人们基本上是在一个没有深度的投影空间、一个只有重合而没有发展的空间中感知疾病。这里只有一个平面、一个瞬间。真相最初是在一种表面上展现出来的，上面既展现出凸起，又消除凸起——就像一幅肖像：“写病史的人必须……留心地观察清晰而自然的疾病现象，无论它们看上去是多么索然无味。在这方面，他应该模仿画家，后者在画一幅肖像时仔细地画上在被画者脸上发现的细小迹象和生理特征。”① 分类医学所提供的第一种结构就是这种永远保持同时性的平面。也就是表格和图像。

二、正是在这个空间里相似性规定了本质（essences）。图像不仅与事物相似，而且各种图像彼此相似。把一种疾病与另一种疾病区分开的**距离**，只能用它们的**相似程度**来衡量，而无须考虑系谱的逻辑-时间差异。随意运动失灵和内外感觉器官迟钝，构成了在中风、晕厥、麻痹等这类特殊形式背后的一般表现。在这个大家族中，也确定了细小的差异：中风剥夺了一个人对全部感觉的运用和全部随意运动能力，但它还留下了呼吸和心跳；麻痹仅仅影响局部的神经系统和运动能力；与中风一样，晕厥会对全身有影响，但也会使呼吸运动暂时

① 西德纳姆，转引自索瓦热《系统的疾病分类学》，第1卷，第88页。

中断①。我们从透视的角度可以把麻痹看成一种症状，把晕厥看成一个情节，把中风看成一次器质性或官能性疾病侵袭，但是分类凝视对于这种透视分布是视而不见的。分类凝视只能感受到表面差异，是否相近不是由可度量的距离来确定的，而是由形式上的相似来确定的。当这些相似之处变得足够密集的时候，它们就跨过了简单的亲缘关系的门槛，达到了本质的统一。在突然暂时丧失运动能力的中风与逐渐侵袭整个运动系统的慢性发展病症之间，没有根本的差异：都是处于那个同时性空间，由时间所分配的病症都汇集到一起，而且互相重叠，于是亲缘关系倒退为同一关系。在一个平面的、同质的、不可度量的世界里，只要有足够多的相似之处，就有一种特发性疾病。

三、相似性形式揭开了疾病的理性秩序。当感知到一种相似性时，人们不仅可以确定一个方便而相对的“坐标”（repérages）体系，而且可以开始读解可理解的疾病布局。疾病形成原理的面纱被掀开了：它是自然的一般秩序。与动物或植物的情况一样，疾病的活动基本上是特定的：“上帝在制造疾病或培养致病体液时，与其养育植物和动物一样，严格地遵守着某些法则……那种留意观察‘四日热’开始发作的次序、时间、钟点以及它所特有的颤抖、发烧现象等全部症状的人，会有许多理由确信，这种疾病是一个特殊种类；正如一种植物总是以同样方式生长、开花、凋谢，因此人们只能相信这是一个物种。”②

这种植物学模式对于医学思想有双重重要性。首先，它使形式相似原理有可能转变为本质生产规律。其次，它使医生的感知注意

① 卡伦：《实用医学制度》，第2卷，第86页。

② 西德纳姆，转引自索瓦热《系统的疾病分类学》，第1卷，第124至125页。

力（随时随地地发现和建立联系的能力）有充分的权利与本体论的秩序（先于一切现象而从自身内部组织起来的秩序），即疾病的世界进行沟通。疾病的秩序不过是生命世界的一个“复写”（décalque）：都是由同样的结构支配着，具有同样的分工形式，同样的布局。生命的合理性与威胁着它的东西的合理性完全同一。它们的关系不是自然与反自然的关系。相反，因为二者具有同样的自然秩序，因此二者相互契合，相互重叠。人们在疾病中**辨认**生命，因为对疾病的**认识**正是建立在生命的法则上。

四、人们所面对的是一些既是自然的、又是理念的类型。说它们是自然的，是因为疾病正是通过它们陈述出自己的本质性真理；说它们是理念的，是因为它们从来没有在不被改变和不受困扰的情况下被人们所体验。

最初的困扰是随着疾病本身而来的，是由疾病本身造成的。纯粹的疾病分类学本质规定了自己在类型秩序中的位置，并耗尽了这一位置。但是除了这种本质外，病人还增添了他本人的体质、年龄、生活方式以及一系列相对这种核心本质而显得很偶然的事件等极其众多的困扰形式。为了认识病理事实的真相，医生必须对病人进行抽象：“为了描述一种疾病，他必须小心地区分这种疾病特有的、必然伴随出现的症状和完全偶然、意外的症状，例如因病人的气质或年龄而引起的症状。”① 显得很奇怪的是，相对于致使病人痛苦的根源，病人不过是一个外在事实；医学读解必须把他放在括号里才能考虑到他。当然，医生必须认识“我们身体的内在结构”；但这只是为了排除它，为了使“伴随疾病出现的症状、危象以及其他种种附带情况”能够不

① 西德纳姆，转引自索瓦热《系统的疾病分类学》。

受干扰地呈现给医生的凝视①。处于**反自然**(contre-nature)状态的,不是与生命相对的病态现象,而是与疾病本身相对的病人。

病人如此,医生也是如此。如果他的干预不严格服从疾病分类学的理念规定,就成为一种暴力行为:"对疾病的认识是医生的指南;治疗的成功取决于对疾病的准确认识";医生的凝视在初期不是指向那个具体的肉体、那个可见的整体、他所面对的那个丰满的实在物、那个病人,而是自然体的间断、空隙和距离,在那些地方出现了作为负面东西的"征候,这些征候把不同的疾病区分开,把真假区分开,把单纯的与不单纯的区分开,把恶性与良性区分开"②。正是这个栅网(grille)掩盖了实在的病人,阻止了一切不慎重的医疗。如果出于一种有争议的目的而过于匆忙地实施治疗,那么它就会与疾病的本质发生矛盾,并使之变得模糊不清;它会妨碍疾病展露其真正的性质,而且搅乱了它,使之无法医治。在疾病侵袭期,医生必须平心静气,因为"疾病最初的发作可以使人认识它的科、属、种";当症状增多,并且变得越来越明显时,只需"减轻其剧烈程度和疼痛程度"就足够了;当疾病稳定下来时,人们必须"顺其自然地循序前进",如果它太弱,就要加剧它,"如果它太活跃,势不可挡",那就要减轻它③。

在疾病的理性空间里,医生和病人并无充分的权利占据一席之地;他们的存在之所以被容忍,只是由于干扰几乎难以避免:医学的矛盾功能尤其表现为,既要中和他们,又要维持他们之间的最大限度

① 克利夫顿:《古代和现代医学状况》(Clifton, *Etat de la médecine ancienne et moderne*)法译本,巴黎,1742年版,第213页。

② 傅立叶:《保健指南》(Frier, *Guide pour la conservation de l'homme*),格勒诺布尔,1789年版,第113页。

③ 简当:《现代医学所压迫的自然》(T. Guindant, *La nature opprimée par la médecine moderne*),巴黎,1768年版,第10至11页。

的差异，从而使疾病的理念构型在人们与他者之间显露的虚空中变成一种具体的、不受干扰的形式，最终整合成一幅静止的、无时间差异的、没有密度和秘密的图像。在这里，辨识可以自行进入由本质组成的体系中。

分类思想给自己提供了一个基本空间。疾病只是存在于这个空间里，因为这个空间把它构造成一个自然种类；但是它又总是显得与那个空间不协调，因为它体现在实在的病人身上，呈现给预先武装起来的医生的观察目光。这幅画面的精致平面空间既是其起源，又是其最终结果：它从根本上使一种理性而确定的医学知识成为可能，而医学知识必须不断地穿越避开人们视线的东西而逼近它。因此，医学的任务之一就是回归自己特有的状况，但是要循着这样一条路径，在这条路径上它必须抹掉自己的每一个脚印，因为它为了达到自己的目标，不仅要抹去它所凭借的这种东西，而且要抹去这种干预本身。由此造成了医学凝视的奇特性质；它陷入一种无限的螺旋循环中。它投射在疾病中可见的东西上——但是病人是起点，而病人在展示出这种可见因素时也在掩盖它。因此，为了求得认识，必须先辨识。而且，这种凝视在不断前进的时候也在倒退，因为只有让疾病在它的所有现象、它的自然状态中胜出和实现自己，凝视才能看到疾病的真相。

可以在图像上标示出来的疾病也在肉体上变得明显可见。在肉体中，它遭遇到具有完全不同的构型的空间：这是一个由体积和物质组成的空间。其约束状态界定了疾病在患病机体中采取的形式：界定了疾病是以何种方式通过改变肉体中的实体、运动或功能而分布、展现和扩展，引起尸体检视时可见病灶，在某一点造成症状交互作用，引起反应，最终导向致命的或有利于疾病的后果。我们在这里面对的是一些构型复合体及其派生体。疾病的本质是借助于它们，再加上自身在平面图像上的结构，而表露在浓重紧密的机体实体上，并**具体化**于这种实体中。

这种平面的、同质的疾病类型空间怎么会呈现在由体积和距离区分开的物质所组成的地理式系统中呢？根据分类中的**地位**加以界定的某种疾病怎么会以它在一个机体中的**位置**作为标识呢？这个问题可以称作病理状态的**第二次空间化**。

对于分类医学来说，在某种器官中的发作绝不是界定一种疾病的绝对必要条件：这种疾病可以从某一位点转移到另一位点，侵袭到人体的其他表面，而依然保持同一性质。人体的空间与疾病的空间二者之间有足够的天地，使二者可以擦肩而过。同一种痉挛疾病可以在下腹部引起消化不良、内脏充血、月经中止或痔疮出血中止。它也可能上移到胸腔，引起呼吸困难、心悸、喉咙梗塞感、咳嗽。它也可能上移到头部，引起癫痫发作、晕厥或昏睡①。这些移动及其相伴的症状变化可能在不同的时间发生在一个人身上，也可能通过检查不同的人的不同联结点位而被发现：内脏发作形式主要见于淋巴体质的病人身上，头部发作形式更常见于多血质的病人身上。但是，无论是哪种情况，基本的病理构型没有发生变化。器官只是疾病的具体承受物，它们从来不构成疾病必不可少的条件。那些点位界定了疾病与机体的关系，但是由那些点位所组成的系统既不是恒定的，也不是必然的。它们并不具有一个共同的、预先界定的空间。

在这个任疾病自由流动的人体空间里，疾病会经历各种转移和

① 《百科全书》，"痉挛" 条目。

变形。这种位移会引起部分的变动。流鼻血可能变成咯血或脑出血；唯一不变的是流血这种特定形式。这就是为什么空间医学在其历史上自始至终与交感理论联系在一起——为了保持系统的适当平衡，两种观念不得不相互强化。机体内的交感传递有时是借助局部机能中继站（如隔膜传送痉挛，胃传送体液分泌）；有时是借助放射到全身的整个扩散系统（如神经系统传送疼痛和惊厥，血管系统传送炎症）；有时则是借助于一种纯粹的功能感应（如对分泌的抑制从肠道传递到肾脏，又从这些器官传递到皮肤）；最后，有时借助于神经系统从一个区域到另一个区域的调整（如阴囊水囊肿引起的各种腰酸背痛）。但是，疾病解剖学的重新分布，无论是通过感应，还是通过扩散或中转，都没有改变其基本结构；交感保证了定位空间与构型空间之间的相互作用；它规定了它们之间的互惠自由以及这种自由的极限。

更准确地说，不是极限，而是阈限。因为除了交感传递及其所许可的同系现象外，在一种疾病和另一种疾病之间也可以建立一种关系，这是一种因果关系，而不是同族关系。一种病理形式可以借助于自身的创造力，引发在分类医学图像上相距甚远的另一种病理形式。由此出现并发症，也就是混合形式。由此会出现某种有规律的，至少是常见的连锁发作，例如躁狂症与瘫痪之间的关系。哈斯拉姆看到这样一些谵妄病人：他们“说话受到妨碍，嘴巴歪斜，手脚不能自如，记忆减弱”，总的来说，他们“根本意识不到自己的处境”[①]。这些症状的重合，或者说，这些极端形式的并发，并不足以构成某一种疾病；言语刺激与运动神经瘫痪在疾病族系表上相距甚远，即使是在时间上

① 哈斯拉姆：《疯癫观察报告》（J. Haslam, *Observations on Madness*），伦敦，1798年版，第259页。

是接连发作，也不足以使人断言它们具有统一性。由此就导致了一种在细微时间延隔中显现的因果关系的理念；有时躁狂症首先发作，有时运动神经的症状引发全部症状。“瘫痪引起疯癫的情况，远比人们想象的更常见；而且它们也是躁狂症的一种极其普遍的后果。”任何交感转移都不能跨越这不同类型之间的鸿沟；症状的联带性也不足以构成一种统一性，来颠覆不同的疾病本质。因此，便有了一种在分类之间的因果关系，其角色与交感相反：交感历经时间和空间，但维持其基本形式不变；因果关系则促成疾病的同时性和交叉性，把那些纯粹的疾病本质混合起来。

时间在这种病理学中的作用是有限的。人们承认，一种疾病可能会持续，它会依次展现出不同的情节；自希波克拉底以来，人们就计算疾病发作的危急期，熟知脉搏跳动的重要价值：“如果每隔三十次脉动就出现一次悸动，那么大约四天后就会有出血现象发生；如果每隔十六次脉动出现一次悸动，三天后就会出血……最后，如果每隔四次、三次、二次脉动就出现一次悸动，或者连续发生悸动，那么二十四小时内就会出血。”① 但是这种定量时段只是疾病基本结构的一个部分，正如慢性黏膜炎拖了一段时间会变成肺结核。时间在持续过程中和引进新事件时，并没有发生任何演变过程；时间被整合进来，只是作为分类医学的一个常量，而不是作为一个有机的变量。人体的时间不会影响疾病的时间，更不会决定后者。

因此，使疾病的基本“实体”与病人的实在躯体发生联系的，不是定位点，也不是时间延续的效果，而是“特质”。梅克尔于1764年

① 索拉诺·德·卢克：《发作前兆的新奇观察报告》(Fr. Solano de Luques, *Observations nouvelles et extraordinaires sur la prédiction des crises*，该书法译本由尼赫尔补充了一些例子)，巴黎，1748年版，第2页。

在普鲁士皇家科学院做的一个实验报告中，说明他是如何观察到不同疾病引起的脑组织变化的。当他进行一次尸体解剖时，他从脑部不同位置切割出一些同样大小的立方体（边长均为六法分）。他把这些小块加以比较，又拿它们与取自别的尸体的类似立方体加以比较。比较的工具是天平。肺痨是一种消耗性疾病，中风是一种梗塞，因此可以发现，肺痨患者的大脑取样重量比中风患者的大脑取样重量要轻（前者为一打兰三又四分之三谷，后者为一打兰六或七谷[①]）；而自然死亡的正常人，其平均大脑取样重量为一打兰五谷。这些重量数值也会依照在大脑取样的不同部位而有所不同。在患肺痨的情况下，小脑最轻；在患中风的情况下，脑部中间部分比较重[②]。因此，疾病与人体就有了联结点，这些联结点是依照一种区域原则分布的；但是这些联结点仅仅是疾病渗漏或转移其特质的区域：躁狂病人的大脑比较轻、干燥和酥脆，是因为躁狂症是一种活跃、上火、暴躁的疾病；肺痨病人的大脑枯竭、萎缩、迟钝、贫血，是因为肺痨属于一般的出血型疾病。一种疾病特有的种种特质集中于一个器官中，而器官则成为各种症状的支撑物。疾病和人体只是通过非空间的特质因素而发生联系。

因此，不难理解，医学为什么会逐渐远离索瓦热所称的“数学”认识方式，即“要认识特质，就要能够度量它们，比如能够断定脉搏的力量和速度、发烧的程度、疼痛的强度、咳嗽的剧烈程度以及其他诸如此类的症状”[③]。梅克尔进行了度量，但不是为了获得数学方式的认识，而是为了测量构成疾病的病理特质的严重程度。任何可测量的

① 打兰、谷，均为法国古代重量单位。——译注

② 《健康报》（*Gazette salutaire*）第21卷，1764年8月2日的报道。

③ 索瓦热：《系统的疾病分类学》，第1卷，第91至92页。

人体机制，仅凭其物理或数学特征，都不能解释一种疾病现象；惊厥可以归因于神经系统的脱水收缩——这确实是机械力学秩序的一种现象；但这是一些相互联系的特质、一些相互关联的运动、一系列被引发的骚乱的机械力学，而不是一些可定量的片断元件的机械力学。它可能包含着某种机制，但是它不可能属于上面所说的这种机械力学秩序。“医生应该专心地通过医药和疾病的运作来认识它们；他们应该仔细地观察它们，努力认识它们的规律，不知疲倦地探索其物理原因。”①

因此，对病人身上的疾病的感知就预设了一种关注特质的凝视；为了掌握疾病，人们必须关注那些出现干燥、发烧、亢奋的部位，那些出现潮湿、肿胀、衰微的部位。在同样是发烧、同样是咳嗽、同样是倦怠的情况下，如果人们没有注意到有的是肺部的干燥性发炎，有的是积液，那么如何区分出肺痨和胸膜炎？如果不是根据它们的特质，那么如何区分大脑发炎引起的癫痫惊厥与内脏充血引起的疑病症？因此，就需要有一种对于特质的细微感知，对于不同情况的感知，对于变异的精细感知，即以被调整过的和被染过颜色的经验为基础的、关于病理事实的完整诠释；人们应该对变异、平衡、过分和不足加以度量。“人体是由脉管和液体组成的……当脉管和纤维既不太紧也不太松时，当液体的黏稠度恰到好处时，当它们的运动既不多也不少时，人就处于健康状态；如果运动……过于迅猛，固体就会变硬，液体就会变浓；如果运动过于虚弱，纤维就会变松，血液就会变稠。”②

---

① 蒂索：《给文人的保健忠告》(Tissot, *Avis aux gens de lettres sur leur santé*)，洛桑，1767年版，第28页。

② 同上。

另外，医学凝视在关注这些精细特质时，必然会变得对它们的所有调整十分警惕；对具有特征的疾病的破解，是基于一种精细的感知，而这种感知应该关照每一种特殊的平衡。但是，这种特殊性又是由什么组成的呢？它不是指一个有机体的那种特殊性，即在一个有机体中，病理过程和反应以一种独特方式联结起来，构成一个“病案”。我们所面对的乃是疾病的性质变异，再加上由气质所呈现的变异——后者会在第二阶段调整性质变异。分类医学所称的“特殊病史”是疾病基本特质与气质的作用相乘引起的性质变异倍增的后果。病人个体就恰恰处于这种倍增结果出现之点。

由此导致了他的矛盾地位。如果一个人想认识自己所患的疾病，他就必须抹去个人以及他的特质。齐默尔曼说：“造物主通过不可变更的法则规定了大多数疾病的历程。如果疾病的过程不被病人干扰或打断的话，人们很快就会发现这种法则。”① 在这种层面上，个人不过是一个负面因素。但是疾病从来不曾呈现在人的体质、它的特质及其活性和惰性之外；而且，即使它很好地护卫着总体形象，它的特征在细节上总是获得独特的色彩。因此，虽然齐默尔曼仅仅把病人看作是疾病本身的负面因素，但是他本人“有时忍不住”与西德纳姆的一般描述相反，“只承认特殊病史。无论自然的整体可能是多么简单，但是它的各个部分会各有变异；因此，我们既应该去认识整体，也应该去认识部分”②。

分类医学逐渐重新关注个人——这是一种越来越没有耐心的关注，甚至越来越不能容忍一般形式的感知以及对疾病实质的匆忙读

① 齐默尔曼：《论医学经验》(Zimmermann, *Traité de l'Expérience*)法译本，巴黎，1800年版，第1卷，第122页。

② 同上书，第184页。

解。"每天早上，某个艾斯库拉培[1]的候诊室里都有五六十个病人；他听了每个病人的诉苦后，把他们分成四组，命令给第一组人放血，给第二组人开泻药，给第三组人灌肠，让第四组人换空气。"[2]这并不是医学；医院的情况也是这样。因为需要观察的东西太多，医院实践会扼杀观察能力和观察者的才能。医学感知既不应该指向系列，也不应该指向群体；它应该形成一种目光，通过一种"放大镜，在注视一个对象的各个部分时，能够使人注意到原先不会感知的其他部分"[3]，由此而启动理解个人这一无休止的任务。说到这里，我们又回到了前面谈过的肖像这一话题。但是这一次我们反过来考虑。病人成为疾病的被重新发现的肖像；他就是疾病本身，具有明暗、凹凸、抑扬、浓淡和深浅；在描述疾病时，医生必须努力复原这种现实的厚度："人们应该展现病人本身的虚弱、他本身的痛苦，以及他本身的动作、姿态、用语和诉苦。"[4]

通过第一次空间化的作用，分类医学把疾病置于同系的领域，个人在那里没有任何正面的地位；但是，在第二次空间化的过程中，反过来，需要有一种对个人的敏锐感知，应该摆脱集体医疗结构，摆脱任何分类目光以及医院经验本身。医生和病人被卷入一种前所未有的亲密关系中，被绑在一起。医生是因一种更专注、更持久、更有穿透力的凝视而导致的，病人是因虽然沉默但不可替代的特质而导致的，这些特质在他身上泄露出——既揭示又变换——秩序井然的各种疾病形式。在分类特征和在病人脸上可以看到的最终症状这二者之

① Esculape，罗马神话中的医学之神。——译注

② 齐默尔曼：《论医学经验》，第187页。

③ 同上书，第127页。

④ 同上书，第178页。

间，特质自由地在人体中漫游。医学凝视几乎不需要长时间地滞留在这个人体上，至少不需要深入它的深处和功能。

一个特定社会圈定一种疾病，对其进行医学干涉，将其封闭起来，并划分出封闭的、特殊的区域，或者按照最有利的方式将其毫无遗漏地分配给各个治疗中心。我们可以把这些做法称作第三次空间化。称之为第三次，并不意味着它是由前面两种空间化所派生的、相对不重要的结构；相反，它引入了一种选择系统，从而揭示了一个群体为了保护自身而如何实行排斥措施、建立救助方式，以及对贫困和死亡恐惧做出反应等等的方式。但是，与前两种空间化相比，它是更多的辩证关系的聚合之所：歧异的构型，时间的差距，政治斗争，请愿和乌托邦，经济压制，社会对抗，等等。在这个过程中，形成了与第一次和第二次空间化对立的一整套医疗实践和机构，其社会空间具有完全不同的起源、结构和法则。而且，正因为如此，它成为一些最激进的问题的发源地。这是因为，正是基于这第三次空间化，整个医疗经验遭到颠覆，而为医学感知确定了一切最具体的维度和新的基础。

在分类医学里，疾病具有与生俱来的、与社会空间无关的形式和时序。疾病有一种“原始”性质，这既是其真实的性质，又是其最规矩的路线；它是孤立存在的，不受任何干扰，也没有经过医学的加工，它显示了自身本质如同植物叶脉的有序脉络。但是，它所身处的社会空间变得越复杂，它就变得越**不自然**。在文明出现之前，人们只有最简单、最基本的疾病。农民和老百姓依然接近于基本的疾病分类表；他们的简朴生活使得这种分类表可以充分显示其合理的秩序：他们没有那多变的、复杂的、交织的神经疾病，只是有实实在在的中风或单纯的躁狂发作[①]。随着人们改善生活状况，随着个人周围的社会网络愈益紧缩，“健康似乎在逐渐衰退”；疾病变得多样化了，而且相互交织；“在资产阶级上层，疾病的数量已经十分庞大；……在地位高的人中间，疾病的数量已经达到最大值”[②]。

与文明一样，医院是一个人造的场所。疾病被移植到那里后，就可能丧失其基本特性。医院会遇到一种被医生称作“监狱热病”或“医院热病”的并发症形式：肌肉衰弱，舌苔变干变厚，面色发青，皮肤湿热，腹泻，尿色白浊，呼吸困难，病人会在八天到十一天死亡，最长是十三天[③]。更一般地看，在这个各种疾病混杂的邋遢花园里，与其他疾病的接触会改变原先疾病的性质，使之变得更难解读；再者，在这种不可避免的接近之中，人们如何能“缓解从有病的躯体、生坏疽的肢体、患骨疡的骨头、传染性的溃疡，以及腐烂性热病渗透出的有害臭气呢”[④]？另外，在许多人看来，这些场所不过是“死亡庙宇”，只要一见到这些场所就会对那些从他们家庭和住所驱逐出来的男女病人产生一种悲惨的印象，而人们又如何能抹去这种印象呢？除了生理上健康的反应外，这种在人群中的孤独感，这种绝望，会干扰疾病的自然过程；一个能干的医生就需要“避免因整天在医院与这些人为的疾病打交道而可能产生虚假的经验。实际上，医院里的疾病没有一种是单纯的”[⑤]。

---

① 蒂索：《论神经及其疾病》(*Traité des nerfs et de leurs maladies*)，巴黎，1778至1780年版，第2卷，第432至444页。

② 蒂索：《论上流社会的健康》(*Essai sur la santé des gens du monde*)，洛桑，1770年版，第8至12页。

③ 泰农：《医院纪实》(Tenon, *Mémoires sur les hôpitaux*)，巴黎，1788年版，第24至25页。

④ 佩西瓦尔：《致艾金的信》(Percival, *Lettre à M. Aikin*)，见艾金《医院观察报告》(J. Aikin, *Observations sur les hôpitaux*)法译本，巴黎，1777年版，第113页。

⑤ 杜邦·德·内穆尔：《对救助捐赠的意见》(Dupont de Nemours, *Idées sur les secours à donner*)，巴黎，1786年版，第24至25页。

疾病的自然场合就是生命的自然场合——家庭：温馨而自发的照料，亲情的表露，以及对康复的共同愿望，有助于自然对疾病的斗争，并能使疾病展露其真相。医院医生看到的只是暧昧不明、被改变的疾病，是各种畸形的病态；家庭医生"能根据各种疾病的自然现象而很快获得真正的经验"①。这种家庭医学当然应该受到尊敬："观察病人，顺其自然而不粗暴地干预自然，谦虚地承认还缺乏许多知识，静静地等待。"②因此，正是在分类病理学这个领域，主动型医学和观察型医学之间的古老争执又卷土重来③。分类医学学者必然会赞成后者。其中一位学者维特在一部名为《观察疗法》的著作中对两千多种疾病进行分类。在这部著作中，他始终主张用金鸡纳来帮助自然完成其自然过程④。

因此，分类医学对于疾病来说就意味着一种自由的空间化，没有特许的区域，也没有医院环境施加的强制——在其诞生和发展的场所自发地分化，而这种场所应该反过来又成为疾病自我消除的自然场合。在疾病出现的场合，疾病因同一种运动而被迫消亡。它不应该被固定在某一个由医学准备好的领域里，而是应该能够在其原生土壤中"自然生长"（就这个词的正面意义而言）：家庭这个被认为最自然、最原始、让人在精神上最感到安全的社会空间，既是自我封闭的，又是完全透明的，疾病在那里可以放任自流。于是，这种结构就与政治思考中对救助问题的思考完全契合了。

---

① 杜邦·德·内穆尔：《对救助捐赠的意见》，第24至25页。

② 莫斯卡迪：《实用医学体系的运用》（Moscati, *De l'emploi des systèmes dans la médecine pratique*）法译本，斯特拉斯堡，共和七年版，第26至27页。

③ 参见维克·达济尔：《主动医学评注》（Vicq d'Azyr, *Remarques sur la médecine agissante*），巴黎，1786年版。

④ 维特：《观察疗法》（Vitet, *La médecine expectante*），巴黎，1806年版，六卷本。

对医院基金的批评是18世纪经济分析的一个共同话题。医院所依赖的各种基金当然是不可转让的：它们是穷人的永久性财产。但是，贫穷不是永恒不变的；贫苦需求会发生变化，救助的对象应该是那些最需要的省份和城镇。这样做不会违背捐赠者的意愿，反而能恢复其本来的面目；这些基金的“主要目的是为公众服务，减轻国家的负担；在不偏离基金创建人意图，甚至完全符合他们的观念的情况下，人们应该把所有捐赠给医院的财产看作是一种公共财产”①。这种独特而神圣的基金应该融化在一般性救助空间里，社会是其中唯一的管理者和无差别的受益者。另外，把救助建立在资本的固定化和不流通上，在经济学上是错误的，那将意味着整个民族的贫困化，极而言之，会扼杀社会的活力，从而反过来会需要建立更多的救助基金。因此，救助既不应该与生产性财富（资本）发生联系，也不应该与被生产出来的财富（随时可以转化为资本的利润）发生联系，而只应该与财富的生产要素——劳动——发生联系。因此，给穷人提供劳动机会，既能帮助穷人，又不会使整个民族贫困化②。

病人当然没有劳动能力，但是如果把他放置在医院里，他就会变成社会的双重负担：给予他的救助只限于他本人，而他的家庭却因此可能陷入贫困和疾病。医院不仅由于自身构成一个封闭、污染的领域而制造出疾病，而且在它身处的社会空间里制造出更多的疾病。这种隔离原本是出于保护的目的，却使疾病易于交流，使之无限地繁衍。反之，如果让疾病留在其诞生和发展的自由天地里，它绝不会超出自身，而是会自生自灭；在家庭里接受救助，还会弥补因疾病造成

① 夏穆塞：《医院管理的基本设想》（Chamousset, *Plan général pour l'administration des hôpitaux*），载于《一个公民的看法》（*Vues d'un citoyen*），巴黎，1757年，第2卷。

② 杜尔阁：《百科全书》，“基金”条目。

的贫困。亲朋好友的自发照料是无须任何花费的；而给予病人的救助金对于其家庭有好处："给病人做肉汤剩下的肉，肯定得有人吃；给病人熬汤药，他的孩子取暖也就不需再花费了。"[①]给病人创造一个单独的空间，其结果就是以一种含混而笨拙的方式来保护和维持疾病。当人们放弃这种做法时，疾病相生、贫困加剧的链条就被打破了。

经济学家和分类学医生虽然各有一套说法，他们的基调却大体重合：把疾病孤立起来而使之得到充分实现的空间是一种绝对开放的空间，其中既没有分化，也没有特殊、固定的构型，完全可以化简为由可见现象组成的平面；在这个同质的空间里，除了凝视和救助，不允许有任何干预，而凝视是了无痕迹的，救助的唯一价值在于暂时的补偿作用。这个空间只有相似形态，这些相似是人们从一个个人身上感知到的，从对每个病人进行的个别医疗中感知到的。

但是，由此而推论，问题就颠倒过来了。如果说一种医学经验被稀释在一个由单一的家庭图像组织起来的社会的自由空间里，那么它没有整个社会的支持吗？如果说它特别关注个人，那么它就不会通过延伸而包含一种针对整个群体的普遍性警觉吗？如果一种医学能够与国家同心协力地实行一种强制性的、普遍的，而又区别对待的救助政策，那么人们必然会认为它是与国家紧密联系在一起的；医疗也就变成了国家任务。梅纽雷在法国大革命初期梦想过一种由医生管理的免费医疗体系，政府用原先的教会财产的收入来支付医生的薪水[②]。由此，就需要对医生们实行某种监督；要防止各种滥用职权的弊病，要禁止江湖骗子行医，要借助一种健康、理性的医学组织来避

① 杜邦·德·内穆尔：《对救助捐赠的意见》，第14至30页。

② 梅纽雷：《论好医生的培养方法》(J. -J. Menuret, *Essai sur les moyens de former de bons médecins*)，巴黎，1791年。

免受家庭照料的病人成为牺牲品，避免其亲属受到传染。良好的医学应得到国家给予的合法地位和合法保护；“保证一种真正的治疗技术的存在”就会成为国家的任务[①]。由个人知觉、家庭救助和居家治疗组成的医疗只能以一种集体控制结构为基础，或者说以一种完全被整合进社会空间的结构为基础。由此就出现了一种18世纪不曾有过的、对疾病实行制度性空间化的全新形式。分类医学也随之消失。

① 雅德罗：《就完善医学教育的必要与方法致国民议会议员书》(Jadelot, *Adressse à Nos Seigneurs de l'Assemblée Nationale sur la nécesssité et le moyen de perfectionner l'enseignement de la médecine*)，南锡，1790年版，第7页。

第二章

政治意识

与分类医学相比，“病质”(constitution)观念、地方病观念和流行病观念在18世纪具有一种独特的命运。

但是，我们必须再回到西德纳姆及其教义的多义之处：他不仅是分类思想的倡导者，而且也界定了某种关于疾病的历史和地理意识。西德纳姆所谓的“病质”不是一种独立的自然现象，而是一系列自然事件的复合体，一种暂时的交集点：土质、气候、季节、降雨、干旱、时疫发源地、饥馑等等；当这些因素都不能解释所看到的各种现象时，所要考虑的就不是疾病百花园中鲜明的疾病种类，而是隐藏在地下的面目含混的核心：“各年的病质总是多种多样的，它们不是出自冷热天气或非洲干风，而是源于大地内某种秘密的、无法解释的变化。”[①] 病质本身几乎没有自己的症状；它们通过侧重点的转移、意

① 西德纳姆：《医学观察报告》(*Observationes medicae*)，载于《医学著作》(*Opera medica*)，日内瓦，1736年版，第1卷，第32页。

外的症状组合、或强或弱的现象来界定自身：发烧可能是猛烈而干燥的，黏膜炎和浆液分泌可能是比较多见的；在漫长而炎热的夏天，脏器充血比平常更常见，也更顽固。西德纳姆谈到1661年7月到9月伦敦的情况时说："病人的发作更厉害，舌头更干更黑，除了发作时厌食外，（平时也）更没有力气和胃口，也更容易发作。各种迹象显得越来越可怕，由于间歇热的反复出现，疾病本身变得更加致命。"① 病质并不是与某种特殊的绝对之物相联系，并不是这种绝对之物的变异现象：它完全是在差异的相对性中被某种意义上的诊断凝视感知到的。

并非每一种病质都是流行病；但每一种流行病都是一种更密集的病质，具有更稳定、更相像的现象。关于18世纪的医生是否掌握了流行病的传染性质、他们是否考虑了传染媒介的问题，迄今为止争论不休。这是一个无意义的问题；它与基本结构无关，至多是一个派生的问题。流行病绝不只是某种疾病的特殊形式。在18世纪，它是一种独立、前后一致和充分地观察疾病的方式："人们把所有那些在同一时间侵袭一大批人而又带有不变的特征的疾病称作流行病。"② 因此，在个别疾病与流行病现象之间，没有性质或种类的差别；一种偶尔出现的疾病如果反复出现多次，就足以构成一种流行病。这纯粹是一个临界值的数学问题：零星出现的疾病不过是一种低于临界值的流行病。知觉不再像分类医学里那样关注本质和序数，而是关注数量和基数。

支撑这种知觉的不是某种特殊类型，而是一个由各种情况组成

① 西德纳姆：《医学观察报告》，载于《医学著作》第1卷，第27页。

② 勒布伦：《流行病史论》(Le Brun, *Traité historique sur les maladies épidémiques*)，巴黎，1776年版，第1页。

的核心。流行病的基础不是鼠疫或黏膜炎。这种基础在1721年时是马赛，在1780年时是比塞特尔[①]，在1769年时是鲁昂。在鲁昂，“夏季在儿童中暴发了一种流行病，其特点是胆黏膜斑疹伤寒与粟疹并发，在秋季则流行胆炎高烧。到秋季末和1769年与1770年之间的冬季，这种病质转化为化脓性黄胆”[②]。这里提到常见的疾病形式，但是它们只是一种复杂的交叉组合中的因素，它们的角色类似于疾病的症状。真正起决定作用的是时间，地点，尼姆[③]冬季那种“新鲜、凛冽、变化微妙和刺骨的”空气[④]，或巴黎漫长的炎夏那种黏滞、厚重、浊恶的空气[⑤]。

这些症状虽然有规律，但还不足以让人们对自然秩序的认识通过精巧的装饰充分显示出来；这种认识只能考虑原因的恒常性，某种因素的顽固性，即某种因素反复造成的总体压力决定了疾病的特定形式。有时，一种历时不变的原因可能导致波兰的纠发病（plica）或西班牙的瘰疬，在这些情况中，流行病一词更常被使用；有时，一些原因会“突然侵袭一个地方的一大批人，而不分年龄、性别或气质。这些疾病出自单一的原因，但是如果它们仅仅猖獗一时，那么这种原因会被视为纯属偶然”[⑥]：天花、急性热病、痢疾就是这种情况，它们是真

① 巴黎的一个医院。——译注

② 勒佩克·德·拉·克罗蒂尔：《疾病和流行病质的观察报告集》（Lepecq de la Cloture, *Collection d'observations sur les maladies et constitutions épidémiques*），鲁昂，1778年版，第XIV页。

③ 法国地名。——译注

④ 拉祖：《疾病分类与气象图表》（Razoux, *Tableau nosologique et météorologique*），巴塞尔，1787年版，第22页。

⑤ 梅纽雷：《论巴黎医学地方志史》（*Essai sur l'histoire médico-topographique de Paris*），巴黎，1786年版，第3页。

⑥ 巴南和蒂尔班：《朗格多克地区流行病备忘录》（Banan et Turben, *Mémoires sur les épidémies de Languedoc*），巴黎，1786年版，第3页。

正意义上的流行病。毫不奇怪，尽管病人的气质和年龄有很大差异，疾病在他们身上总是显示出同样的症状：无论干燥或潮湿，炎热或寒冷，只要持续时间较长，就会导致某种病质元素——碱类、盐类或燃素——占了上风；"我们就会受到这种元素引发的偶然事情的影响，而这些偶然事情对于不同的人应该是一样的" ①。

这种流行病分析不是把疾病置于疾病分类学的抽象空间里来确认其一般形式，而是通过一般迹象来发现特殊过程，不同的流行病在不同的情况下会有不同的过程，这种过程将病因与发病形式编织成一个把所有的病人都套进去的网络，但是这个网络在时间中的特定时刻、空间中的特定地点才会出现；在1785年的巴黎，出现一种由四日热和腐败性热构成的流行病，但是这种流行病的本质乃是"胆汁在流通途中干枯，变成黑胆汁，血液也变得贫乏、黏稠，下腹部的器官肿胀，成为梗阻的原因和中心" ②，或者说，它是一种完全独特的疾病，就像是一个人有许多相似的头，其面目特征在时空中只出现一次。各种特殊疾病或多或少总是会重复的，而流行病从来不会重复。

在这种感知结构中，传染问题并不重要。个人之间的传染绝不是流行病的本质；传染可能采取"瘴气"或"酵母"的形式，通过水、食物、接触、风或密闭的空气而成为造成流行病的原因之一，或者是直接的和主要的原因（当它是唯一可考虑的原因时），或者是次要的原因（在一个城镇或医院里，当瘴气成为其他因素引起的某种流行病的产物时）。但是，传染仅仅是流行病确凿存在的一个形态。当时人们承认，像鼠疫那样的恶性疾病具有某种传染的原因；但是，人们很

① 勒布伦：《流行病史论》，第66页，注释1。

② 梅纽雷：《论巴黎医学地方志史》，第139页。

难认识到在简单的流行疾病（如百日咳、麻疹、猩红热、肝病腹泻、间歇性伤寒）也是如此[1]。

无论传染与否，一种流行病总是具有某种历史独特性，在对付它时就需要一种复杂的观察方法。作为一种集体现象，它需要一种多重凝视；作为一种独特的过程，需要从其特殊的、偶然的、意外的特质来描述它。这种事件需要具体的描述，但是这种描述必须遵从多重感知所包含的那种一致性：这种认识是不完全的，基础不可靠而且片面，并不能深入到本质或根本，它的范围只能局限于不同视角的交叉对证，局限于一种重复出现和被校正的信息，这种信息最终包围住各种凝视的聚集之处，即这些集体现象的个别而独特的核心。18世纪末，这种形式的经验被制度化了：由各省总督任命一名医师、几名外科医生组成一个特别授权小组研究在本行政区可能暴发的流行病；他们与财政大区的主管医师经常通信，报告“他们所在行政区的主要疾病和医药分布”，一旦有四五个人都患上同一疾病时，地方行政长官就要向这个特别授权小组报告，该小组就会派出一名医师提出治疗意见，由外科医生每天执行；在情况比较严重时，财政大区的医师会亲自巡视发病地点[2]。

但是，只有辅之以经常性的强制干预，这种经验才能显示出充分的意义。流行病医学的存在，必须借助于一种警察力量：对矿区和公墓进行监控，尽可能地对尸体进行火化而不是土葬，对面包、酒类、肉类的销售进行监控[3]，对屠宰场和染坊的活动进行监控，严格禁止不

① 勒布伦：《流行病史论》，第2至3页。

② 佚名：《巴黎财政区近年流行病记述》（*Description des épidémies qui ont régné depuis quelques années sur la généralité de Paris*），巴黎，1783年版，第35至37页。

③ 勒布伦：《流行病史论》，第127至132页。

卫生的居住方式；在对全国情况做出详细研究后，应该制定一系列卫生法规，“在每个礼拜日和宗教节日的主日讲道或做弥撒时”宣读这些法规，告诉人们应该如何进食和穿衣，如何避免疾病，如何预防与治疗盛行的疾病：“这些告诫应该像祈祷词一样，使绝大多数文盲乃至儿童都能背诵。”① 最后，应该设立一批卫生视导员，把他们“派到各省，让他们各自负责一个专区”；他们应该收集与疾病相关的各个领域的信息，例如物理、化学、博物学、地理、天文等方面的信息，提出应该采取的措施，监督当地医生的工作。“我们希望政府能够供养这些医生，并给他们提供免费条件，使他们能够获得有益的发现。”②

流行病医学在所有方面都与分类医学相反，因为前者是对扩散性的但又独特、不可重复的现象的集体感知，而后者是对经常自我显现的一种本质及其在许多现象中的同一性的个别感知。前者是系列分析，后者是类型解读；对于流行病，需要对时间进行整合，对于分类疾病，需要确定等级体系中的位置；前者是寻找因果联系，寻找一种基本的内聚脉络，后者是对一种复杂的历史地理空间的微妙感知，界定一种同质的表面，从中解读出相似特征。然而，说到最后，一旦涉及对疾病、医疗经验以及医生对社会结构的监控进行分配的这些第三级构型，流行病病理学和分类疾病病理学就会碰到相同的要求：确定医学的政治地位，建构国家层次的医学意识。这种医学的经常性任务是，提供信息、监督和控制，而这些都“既与医学本身有关，也同样与治安有关”③。

① 佚名：《巴黎财政区近年流行病记述》，第14至17页。

② 勒布伦：《流行病史论》，第124页。

③ 同上书，第126页。

这正是皇家医学学会建立的根源，也是它与医学院之间无法克服的矛盾的根源。1776年，政府决定在凡尔赛设立一个研究近年来日益严重的流行病和动物流行病的委员会。当时，法国东南部流行一种侵袭牲畜的疾病，财政总监不得不下令屠宰所有被怀疑患病的牲畜，结果导致该地区经济的严重破坏。1776年4月29日的法令在序言中宣布：流行病“从一开始暴发就是致命的和破坏性的，因为医生对它们的性质知之甚少，无法选择治疗手段；之所以造成这种无所适从的情况，原因在于对各种不同的治疗方法研究甚少，有关各种流行病症状以及成功的治疗方法的记叙几乎没有”。因此，委员会承担着三个任务：调查，即随时了解各种流行病的情况；研究，即比较各种事实，记录各种疗法，组织各种实验；监督和指示，即通知医务工作者最适合某种情况的方法。它计划由八名医生组成：一名主任，负责“关于人畜流行病的通报工作”（德拉森），一名总委员，负责协调各省医生的工作（维克·达济尔），另外再加上六名来自医学院的医生，专职从事这些工作。财政总监可以派遣他们到各省进行调查，要求他们提交报告。最后，维克·达济尔还要开设一门关于人体和比较解剖学的课程，授课对象是委员会其他成员，医学院的医生以及“一些根据表现而获得许可的学生”①。这样就建立起一种双重的控制：政治当局对医学实践的控制和特权医学机构对所有医务工作者的控制。

与医学院的冲突旋即爆发了。当时在人们的心目中，这是两个机构之间的冲突，一个是有政治靠山的现代机构，另一个是古老而自我封闭的机构。医学院的一位捍卫者这样描述它们的对立：“一个

① 参见《皇家医学学会成立简史》（*Précis historique de l'établissement de la Société royale de Médecine*），无出版日期，未署名作者是布絮。

是古老的机构，这个学会（即委员会）的大部分人都是由它训练出来的，在这个学会成员的心目中，它有无数理由受到尊敬；另一个是现代机构，其成员倾向于与国王的大臣们合作，而不是与他们原来的机构合作，他们不顾公共利益和他们的誓言对他们的要求，抛弃医学院教授会，而选择了钩心斗角的生涯。”① 医学院为了表示抗议进行了持续三个月的罢工：它停止行使它的各种职能，它的成员拒绝给学会成员提供咨询。但是，由于枢密院支持这个新设立的委员会，结局也就不言而喻了。到1778年，批准它转变为皇家医学学会的特许状在高等法院登记在案，医学院被禁止“在这件事情上使用任何抗拒手段”。皇家医学学会得到出售矿泉水而筹集的四万利弗尔收入，医学院仅获得近两千利弗尔②。但是，最重要的是，它的作用在不断地扩大：作为流行病控制机构，它逐渐变成知识集中中心，变成一切医疗活动的登记和裁决机构。在大革命之初，国民议会的财政委员会肯定了它的地位：“该学会的宗旨是，通过有益的联络，把法国医学界与外国医学界联系起来；收集各种零散的观察报告，保存和比较它们；最重要的是，研究各种常见病的原因，预测它们，发现最有效的疗法。”③ 学会不再仅限于聚集专门研究集体性疾病现象的医生；它变成关于疾病现象的**集体意识**的官方机构，这种意识同时在经验层次和知识层次，在民族的空间和世界的空间里发挥作用。

在此，在各种基本结构中，事件具有某种突破价值。一种新型

① 雷斯：《致国民议会的报告摘要》（Retz, *Exposé succinct à l'Assemblée Nationale*），巴黎，1791年版，第5至6页。

② 参见瓦歇·德·拉·弗特利：《巴黎医学院反对建立皇家医学学会的理由》（Vacher de la Feuterie, *Motif de la réclamation de la Faculté de Médecine de Paris contre l'établissement de la Société royale de Médecine*），出版时间和地点不详。

③ 转引自雷斯《致国民议会的报告摘要》。

经验被创造出来。其基本路线是在1775年到1780年前后形成的，随着时间推移而扩展。在大革命期间，直至执政府时期[①]，在这种基本路线之下出台了许多改革方案。毫无疑问，这些方案很少被付诸实施。但是，它们所蕴含的医学感知的形式是临床经验的构成要素之一。

当时出现了一种新的总体化。18世纪的论著、制度、格言、疾病分类学等等把医学知识封闭在一个限定的空间里：表格虽然在细节上可能不完全，可能因为无知而有许多遗漏，但是在总体形式上它是包罗万象的和自我封闭的。现在，它被各种开放的、无限扩展的表格所取代。奥特西尔克已经提供了这种表格的一个典范。应舒瓦瑟尔（Choiseul）的要求，他提出了一个军队医生集体工作的方案，其中包括四个平行而无限的系列：风土研究（场所情况、地形、水质、空气、社会以及居民的气质），气象观察（气压、温度、风势），流行病与常见病分析，以及对异常病例的描述[②]。百科全书方式被对常见而又经常修正的信息的追求所取代。由此人们所要做的是对事件及其决定因素进行总括，而不是用一种体系把知识封闭起来："确实存在着一种贯穿整个宇宙、地球、人、所有的生物、所有的物体、所有的情感的链条；这种链条极其微妙，能够逃脱精细的试验者和冷静的论文写作者的目光，只会向真正的观察天才显露出来。"[③] 大革命之初，康丹建议，各郡成立一个由挑选出来的医生组成的委员会，进行这种信息工作[④]；马

---

① 即1799年到1804年间。——译注

② 奥特西尔克：《军队医院医学状况研究报告汇编》(Hautesierck, *Recueil d'observations de médecine des hôpitaux militaires*)，巴黎，1766年版，第1卷，第XXIV至XXVII页。

③ 梅纽雷：《论巴黎医学地方志史》，第139页。

④ 康丹：《致国民议会的改革方案》(Cantin, *Projet de réforme adressé à l'Assemblée Nationale*)，巴黎，1790年版。

蒂厄·热劳主张在每一个大城镇设立一个“政府卫生中心”，在巴黎设立一个“卫生法庭”，其地位与国民议会平起平坐，负责收集信息、向全国发布通报，研究尚不清楚的问题，指导研究方向①。

此时，构成医学凝视统一性的不是知识的完成，不是在这种完成中实现这种统一性，而是开放的、无限的和运动的总体化。这种总体化随时都在转移，并且越来越丰富，其轨迹有始无终：这是一种对无限而变化的时间系列的临床记录。但是，支撑着它的不是对特殊病人的感知，而是一种各种信息交织的集体意识。这种集体意识以一种复杂的、日益繁衍的方式发展起来，直至最终扩展到历史、地理和国家的各个方面。

对于分类学者来说，医学认识的基本活动就是建立“坐标”：把一种症状安置在一种疾病中，把一种疾病安置在一种类型的集合体中，把这种集合体安置在疾病世界的总体图案中。直至18世纪末为止，在这种经验里，关键是利用系列来建立一个网络，这些系列相互交叉，从而有可能重新建构出梅纽雷所说的链条。拉祖每天都进行气象和气候观察，然后把观察结果与对病人的分类学分析，与疾病的演变、发作和结果加以对照②。于是各种重合构成了一个体系，不仅显示了一种因果联系，而且暗示了疾病之间的亲近关系或新联系。“如果说有什么能改进我们的技术，”索瓦热给拉祖的信中写道，“那就是由三十个像你一样精细而辛勤的医生组成一个小组，五十年如一日地进行这种工作……我将在我的权限范围之内让我们的一名医生在主

① 马蒂厄·热劳：《医生民间组织法案》(Mathieu Géraud, *Projet de décret à rendre sur l'organisation civile des médecins*)，巴黎，1791年版，第78至79号。

② 拉祖：《疾病分类与气象图表》。

宫医院里进行同样的观察活动。”[①] 因此，决定这种医学认识活动的，不是医生与病人之间的接触，也不是一种知识与一种知觉之间的对质，而是两个信息系列之间的系统交织，这两个信息系列本身都是同质的，但彼此是相异的。这两个系列都包围着一系列无限多的孤立事件，但它们的相互对证则揭示出处于可分离的附属状态的**个别事实**。

在这种运动中，医学意识就具有了双重性：它既存在于一种直接的层次，存在于“原始”观察的秩序里，又被提升到一个更高的层次。在这种更高的层次上，它察验各种病质，与它们对质，然后，在返回到疾病的各种自发形式时，它就居高临下地宣布它的判决和知识。它变得集权化了。在制度机构方面，皇家医学学会就体现了这一点。另外，在大革命初期涌现出数不胜数的方案，论证这种医学知识的必要的双重权威。它应该在这两个层次之间循环往复，既维持二者的距离，又跨越这种距离。马蒂厄·热劳提议设立“卫生法院”（Tribunal de Salubrité），在那里，检察官可以指控“任何没有获得资格证书而对他人，或对不属于自己的动物直接或间接实施卫生技术的人”[②]；这个法院对医疗弊端、无能、缺陷的判决应该成为医学界的法律原则。在直接认识领域，应该有一种警察，监控这些认识的合法性。除了司法权力之外，还应该有一个行政权力，它应该享有“整个卫生领域的最高保安权”。它应规定应该读哪些书籍和应该重写哪些著作；它应根据所获得的信息，指示对流行的疾病实施哪种治疗方法；它应根据开明的医疗实践的需要，发表研究成果，不论这种成果是在它的监督下

① 拉祖：《疾病分类与气象图表》，第14页。

② 马蒂厄·热劳：《医生民间组织法案》，第65页。

完成的还是外国的著作。医学凝视在一个仅受自身控制的封闭空间里，以一种自发的运动而循环往复；它居高临下地向日常经验分派着知识。这种知识是它从远方借来的，而它使自身成为这种知识的会聚点和传播中心。

在这种经验中，医学空间就会与社会空间重合，或者说，能够穿越和完全渗透社会空间。人们开始想象医生的无所不在。医生的凝视交织成了一个网络，时时处处实施着一种连续不断的、机动的和有区别的监控。于是，在农村设置医生的问题被提出来了①；还有些人主张实行出生和死亡登记，对健康状况进行统计管理（这就必然要涉及人们所患的疾病、生活方式、死亡原因，从而构成一种患病记录）；还有些人主张，凡基于身体原因免除兵役者，应该由征兵体格检查委员会开具详细证明；最后，有些人主张应编制一个关于各郡情况的医务地方志，"附有关于行政区划、居住状况、居民状况、主要嗜好、穿着、气象变化、物产、成熟和收获期、该地居民的身心教育等的观察报告"②。由于仅仅设置医生是不够的，人们就要求改变所有人的医学意识；每一个公民都应了解必要和可行的医学知识。另外，每一个医务工作者除了巡视活动外，还应承担教育职能，因为预防疾病传播的最好方式就是普及医学知识③。形成

① 参见勒帕诺尔：《为救助农民在每区设置三名医生的方案》(N. -L. Lespagnol, *Projet d'établir trois médecins par district pour le soulagement des gens de la campagne*)，沙勒维尔，1790年版。鲁瓦耶：《医疗救助与财政方案》(Royer, *Bienfaisance médicale et projet financer*)，普罗万，共和九年版。

② 德芒戎：《改进医学的方法》(J. -B. Demangeon, *Des moyens de perfectionner la médecine*)，巴黎，共和七年版，第5至9页；参见奥丹·鲁维埃：《论巴黎的自然地理与医学地方志》(Audin Rouvière, *Essai sur la topographie physique et médicale de Paris*)，巴黎，共和二年版。

③ 巴歇：《政治考虑下的医学》(Bacher, *De la médecine considérée politiquement*)，巴黎，共和十一年版，第38页。

知识的场所不再是上帝安排了不同种类的疾病花园，而是一种普遍化的医学意识。这种医学意识在时空中扩散，开放而机动，与每一个人的存在相联系，与全体国民的集体生活相联系，永远警觉地注视着那个不确定的领域：疾病在那里以各种形象暴露出自己的庞然身影。

大革命前后的数年间，先后出现了两种有影响的神话。它们的说法和指向都完全相反。一种是医学职业国有化的神话，主张把医生像教士那样组织起来，对人的身体健康行使类似于教士对人的灵魂的那种权力。另一种神话认为，清静无为的社会回归到原初的健康状态，一切疾病都会无影无踪。但是，我们不应该被这两种说法的表面矛盾所迷惑：这两种梦幻形象其实是以相反的方式表达了同一种医学经验。这两个梦想是同构的：前一种是以积极方式表现了社会通过类似宗教传播的方式实现严格的、军事化的、独断的医学化，并且建立起一个医疗僧侣阶层；后一种也表现了这种医学化，不过是以一种胜利后的消极方式，即疾病在一种校正过的、组织严密的、时刻受到监控的环境里烟消云散，在这种环境里医学本身最终也会与其对象和自身存在理由一起销声匿迹。

大革命初期提出许多方案的萨巴罗·德拉维尼耶尔认为，教士和医生是教会的两大最明显使命——安抚灵魂和减轻痛苦——的天然承袭者。因此，被高级僧侣不当使用的教会财富应该予以没收，转交给国家，唯有它了解自己的精神需求和物质需求。这些收益应该平均分给教区神父和医生。医生不就是肉体的教士吗？“灵魂不能被认为是脱离肉体的，如果圣坛的教士受到尊敬，并且从政府那里领取合理的生活费用，那么关心你们健康的人也应该获得足以养活自己和救助你们的薪水。他们是你们健全的身体机能和感觉的守护神。"[①]医生就不需要从病人那里收取费用；给病人治病应该是免费的和义务的——是国家作为自己神圣的任务之一而提供的服务；医生不过是这种服务的工具[②]。萨巴罗的研究结论是，这种新型医生将不能自己选择位置，他的位置是根据全国的需求和空缺情况指派给他的；当他积累了一些经验以后，他可以申请责任更大、薪水更高的职务。他需要向他的上级提交关于自己业务情况的报告，并且要对自己的错误负责。由于医学变成一种公共的、无私利的、受到监督的活动，它就能够不断地改进；它在减轻肉体痛苦的过程中将会接续教会的古老精神使命，成为后者的一个世俗翻版。与教士大军监管灵魂的拯救相对应，医生大军关注的是肉体的健康。

另一个神话则是出自一种推至极致的历史反思。由于疾病与生存条件和个人生活方式有关联，因此不同时间不同地点的疾病也各不相同。在中世纪的战争和饥荒年代，病人往往恐惧和疲乏（中风和肺痨）；但是在16和17世纪，人们的国家观念以及相应的义务观念有些淡漠，利己主义卷土重来，淫荡和饕餮之风就愈演愈烈（花柳病、内脏阻滞、血液充溢）；在18世纪，对享乐的追求扩展到想象层面：进剧院，读小说，在空谈中寻取刺激，夜行昼伏、阴阳颠倒（歇斯底里症、疑病症、神经性疾病）[③]。如果一个民族没有战争，没有激烈的情欲，也没有游惰现象，它就不会出现这些疾病；尤其是，如果没有富人对穷人

① 萨巴罗·德拉维尼耶尔：《医学立法问题致三级会议书》（Sabarot de l'Avernière, *Vue de Législation médicale adressée aux Etats généraux*），1789年，第3页。

② 在梅纽雷的《论好医生的培养方法》一书中，我们可以看到用教会收入来资助医疗活动的建议，但这仅限于给穷人看病。

③ 马雷：《风气影响健康之研究》（Maret, *Mémoire où on cherche à déterminer quelle influence les mœurs ont sur la santé*），亚眠，1771年版。

的暴虐，富人自己也生活得有节制，一个民族也不会有这些疾病。那么富人的情况究竟怎么样呢？“他们生活在安逸和享乐之中，因此，他们的暴躁傲慢、尖刻怨恨、专横跋扈，以及他们对一切原则的蔑视所导致的放纵，使他们成为各种疾病的牺牲品；用不了多久……他们的面容就布满了皱纹，他们的头发就变得花白，疾病早早就夺去他们的生命。”① 与此同时，穷人受到富人和国王的专制统治，被中饱私囊的收税人压榨得一贫如洗，不卫生的居住条件迫使他们“既难以养家糊口，又会繁衍出孱弱可怜的后代”②。

因此，医生的首要任务具有政治性：与疾病做斗争必须首先与坏政府做斗争。人必须先获得解放，才能得到全面彻底的治疗。“谁会站出来向人类公开斥责暴君呢？除了医生，还有谁会把人作为自己唯一的研究对象，还有谁会每天深入穷人茅舍和富人豪宅，身处平民和显贵之中，目睹与思考着完全是由暴政和奴役造成的人间苦难？”③ 如果医学能够在政治上更加有效，那么它在医疗上就不再是必不可少的了。在一个最终获得解放的社会里，不平等被消除，和谐战胜一切，医生也就只是一个暂时的角色了：只是给立法者和公民提供有关身心保健的忠告。人们将不再需要研究院和医院：“用简单饮食法则训练公民过简朴生活，向年轻人证明即便是艰苦生活也可能产生乐趣，使他们珍视海陆军中的严格纪律，这样做了以后，将会预防多少疾病，将会节省多少开支，将会发掘出多少能力……来实现这最伟大而又最艰巨的事业。”在这个完全以拥有健康为幸福的年轻国

① 兰蒂纳：《论自由对健康的影响》（Lanthenas, *De l'influence de la liberté sur la santé*），巴黎，1792年版，第8页。

② 同上书，第4页。

③ 同上书，第8页。

度里，医生的形象将会逐渐消失，只是在人们关于那个在国王和富人统治下贫病交集、做牛做马的时代的回忆中留下一个模糊的痕迹。

这一切都像是白日做梦。这是一个快乐之城的梦想，那里的人们喜爱露天生活，年轻人赤身裸体，老年人也不惧怕寒冬。这是一种人们所熟悉的古代竞技场的象征，再加上当时的一种自然主题——认为自然包含着真理的原始形式。而这一切价值观念没过多久就黯然失色了①。

但是，它们曾经起了重要作用：通过把医学与国家的命运联系起来，揭示了医学的一种积极意义。医学没有停留在原先的状态，即“对无数疾病进行枯燥和伤感的分析”，或者说那种可疑的否定之否定，而是被赋予了一种崇高的任务：在人们的生活中确立健康、美德和幸福的正面地位；医学的责任包括，在劳动中穿插节庆，提倡平和的情感，监视读物和剧院的内容，检查婚姻的前提，即结婚不应出于自私的目的，不应出于一时的冲动，而应建立在保证幸福的唯一持久的条件上，即对国家有利②。

医学不应仅仅是一类康复技术和相应的知识，它也应包括关于**健康人**的知识，即对**无病之人**的研究和对**标准人**③的界定。为了对人类的生存进行管理，医学采取了一种规范姿态，这使它不仅有权对如何健康地生活给出各种忠告，而且还有权发布个人以及社会在身体和道德关系方面的标准。医学立足于那个边缘的、但对于现代人是至

---

① 1793年6月2日，兰蒂纳作为吉伦特派分子被列入公敌名单，后又被撤销。马拉认为他“头脑简单”。参见马迪厄：《法国革命史》(Mathiez, *La Révolution française*)，巴黎，1945年版，第2卷，第221页。

② 参见冈纳：《生理人与道德人，对促进人类智慧方法的探索》(Ganne, *De l'homme physique et moral, ou recherches sur les moyens de rendre l'homme plus sage*)，斯特拉斯堡，1791年版。

③ l'homme modèle，英文作model man。——译注

高无上的领域。在那个领域里，某种平静的感官幸福名正言顺地与整个国家的秩序、军队的活力、人民的繁殖力，以及坚忍的劳动进军联系在一起。梦想家兰蒂纳给医学下了一个简短但有历史内涵的定义："医学最终将变成应有的样子，即关于自然人和社会人的知识。"①

各种形式的医学知识是如何以及以什么方式最终指向"健康"和"正常"之类的正面观念？解决这个问题很重要。一般来说，可以说，到18世纪末为止，医学更强调的是健康，而不是正常；它不是首先分析机体的"常规"运作，然后再探寻它在何处发生了偏差，它被什么干扰了，如何使它回复到正常的运转秩序；相反，它关注的是活力、柔韧性和流动性等这些会在生病时丧失的特质，医学的任务就是恢复它们。就此而言，医疗实践应该重视养生法和饮食规律，也就是人们应该遵守的一整套生活准则和营养准则。医学和健康之间的这种特殊关系也就意味着一个人可能成为自己的医生。相反，19世纪的医学更注重正常，而不是健康；它是根据机能运作的类型或有机体结构的类型来建构自己的概念，提出相应的疗法。生理学知识原先对于医生来说是极其次要的、纯粹理论性的，此时则逐渐占据了全部医学思考的中心（克劳德·贝尔纳[Claude Bernard]的经历就是证据）。而且，生命科学在19世纪的威望，尤其是它在人类科学②中的范式地位，最初并不是源于生物学概念的宽泛性和可转让性，而是源于这样一个事实：配置这些概念的空间具有与健康–病态的二元对立相呼应的深层结构。当人们谈论群体或社会的生活、种族的生活，甚至"心理生活"时，人们首先想到的不是**有机存在物**（l'être organisé）的内部结

① 兰蒂纳：《论自由对健康的影响》，第18页。

② Les sciences de l'homme，英文作human sciences。这是相对于自然科学的一个概念，指各种以人为研究对象的科学。——译注

构，而是**医学上的正常与病态两极**①。意识是活生生的，因为它能够被改变、被伤害、被改变方向，乃至陷于瘫痪；社会是活生生的，因为有患病而萎缩的社会与健康而扩展的社会之分；种族是活生生的，因为人们能够看到它的衰败；文明也是活生生的，因为人们常常讨论它们的死亡。如果说人类科学是作为生命科学的延伸而出现的，那么这是因为它既以**生物学**为基础，又以**医学**为基础：从转用、借用的角度以及更常见的比喻看，人类科学无疑使用了生物学家提出的概念，但是它所研究的课题（人、人的行为、人的个体实现和社会实现）开辟出一个按照正常与病态的原则加以划分的领域。由此产生了人类科学的独特性质：它既不可能脱离它的消极起源，又与它不言而喻地作为规范而承担的积极角色相联系。

① 后半句的意思是，人们首先想到的是正常不正常。——译注

第三章

自由场域

当时的人们对于疾病空间的医学与社会空间的医学之间的对立可以说是视而不见的，原因在于二者有一个相同的后果，而这个后果具有种种明显可见的权威：一切不能满足凝视的全新要求的医学制度都将被驱逐出场。实际上，只有建构一个完全开放的医学经验的场域，才能使各种疾病的自然需求毫无保留地和不受干扰地呈现出来；这个场域还必须充分完整地显现出来，在内容方面必须高度集中，这样才能形成一种关于民众健康的精确、透彻、持久的认识。这种医学场域回归其原始的真实，而且毫无障碍地、原原本本地置于凝视之下，结果，它所隐含的几何学结构不可思议地与大革命所梦想的社会空间十分相似，至少是与后者的基本公式十分相似：各个地区都有一种同质的构型，由此构成一组能够维持与整体的持久关系的相同元件；一个自由流通的空间，其中部分与整体的关系总是可以转换的和可以颠倒过来的。

因此，在**政治意识形态**要求与**医学技术**要求之间存在着一种有着深刻根源的自发的重合现象。医生和政治家卷入同一运动，虽然基于不同的理由，却往往使用相似的语言，要求克服建构这种新空间的各种障碍。头一个障碍就是医院，因为医院扭曲了支配疾病的特定法则，而且扰乱了规定财产与富人的关系、穷人与劳动的关系的同样严格的法则；再一个障碍是医生同业公会，因为它阻碍某种集中的政治意识的形成，阻碍某种经验毫无限制地自由运作，使之不能成为普遍性经验；最后，医学院也是一个障碍，因为医学院只承认理论结构中的真理，并且把知识变成一种社会特权。自由能够打破真理活力的任何束缚。因此，它应该有一个自己的世界，在这个世界中，凝视不会受到任何障碍，也不再屈从于直接的真实法则；但是，如果凝视不同时确认某种最高权威，它就不会忠实于真实，不会屈从于真理：观看的目光同时也是支配的目光；而且虽然它也知道如何服从，但是它支配着它的主人："专制需要黑暗，而光辉的自由却只有在被能够照亮人们的那种光芒的包围之中才能存在；正是在人民昏睡的时候，暴政得以确立，并使人民习以为常。……把其他民族变成臣属的，不是你们的政治权威，不是你们的统治，而是你们的才华和你们的智慧(lumières)。……对于各民族来说，存在着一种人们并不讨厌的独裁，人们愿意接受它的束缚，这就是天才的独裁。"①

从1789年到共和二年热月，各种结构改革所贯穿的意识形态基调是真理的无上自由：智慧之光本身是支配一切的，它威严的暴力能够结束特权知识的黑暗王国，建立起一览无余的凝视帝国。

---

① 布瓦西·当格拉：《共和二年雨月二十五日在国民公会的演讲》(Boissy d'Anglas, *Adresse à la Convention 25 pluviôse an II*)，转引自纪尧姆，《国民公会国民教育委员会会议记录》(Guillaume, *Procès-verbaux du Comité d'Instruction publique de la Convention*)，第2卷，第640至642页。

一、对医院结构的质疑

国民议会济贫委员会的运作受到经济学家和医生的观念影响。他们相信，使人能够从疾病中康复的唯一场所是社会生活的自然环境，即家庭。在家里，病人给国家造成的负担被减少到最低限度，而且可以避免人为的并发症，即避免疾病自行扩散和像在医院里那样发生畸变。在家里，疾病处于“自然”状态，即顺其自然，并完全托付给自然的更新力量。病人的亲近者对疾病的注视具有一种慈爱的活力和期望的力量。在被自由观察的疾病里，有某种弥补疾病的东西：“不幸……因其存在而唤起善意的同情，使人们由衷地产生提供救助和安慰的急切愿望，而且对留在住所里的不幸者加以照顾，就可以利用私人慈善者所分配的丰富财富。如果穷人被送进医院，他就不能享受这些资源……”[1] 当然，有些病人没有家人，还有一些病人穷得只能“挤住在阁楼里”。有必要为他们设立“病人公寓”，代行家庭的功能，用互相照顾的方式来传播同情的目光；这样，穷人就会“在与他处境相似的同伴中找到至少不完全陌生的天然同情者”[2]。这样，疾病在任何地方都会找到自己天然的场所或近似天然的场所，它就可以完全顺其自然地发展，通过揭示自己的真相而自生自灭。

但是，济贫委员会的观念也含有一种在疾病问题上实行集权化的社会意识。如果说家庭是由于**天然的**同情责任而与不幸者联系在一起，那么整个国家则是由于提供救助的**社会集体**责任而与他联系

① 布洛克和杜德伊：《济贫委员会会议记录与报告》(Bloch et Tutey, *Procès-verbaux et rapports du Comité de Mendicité*)，巴黎，1911年版，第395页。

② 同上书，第396页。

在一起。医院基金既意味着财富的固定化，又由于这种不流动而制造贫困；这些基金都应该废除，但是取而代之的应该是一种在需要救助时可以动用的国家财产。因此，政府应该将医院财产“转归己有”，然后将之并入一个“公共基金”。应该建立一个中央机构来管理这个基金；它应该成为国家的固定不变的医学-经济良心之所在；它应该成为各种疾病的感知中心和直接认识各种需求的中心。它是伟大的“洞察苦难之眼”。它的任务应该是“分配救助不幸者所必需的和充分的款项”。它应该资助“病人公寓”，向照顾病人的贫穷家庭提供特殊资助。

这个方案因两个技术性问题而流产。首先，医院财产的转手本身是政治和经济问题。其次是医学问题，涉及复杂的传染病问题。

立法议会放弃了医院财产国有化原则；它宁愿仅仅将这些财产的收益集中起来，建立一个救助基金。它还决定不能把这个基金的管理权托付给任何中央机构，理由是这种中央机构是一个累赘，天高皇帝远，因此不能应付直接的需求。要想使对疾病和贫困的知觉直接而有效，那么它就应该是一种因地制宜的知觉。另外，与在其他许多领域一样，在这个领域里，立法议会放弃了制宪议会的中央集权原则，而采纳了一种更为松散的英国式体制：地方当局应该负责设立联系中心，密切关注各种需求，并有权分配资金；它们应组成一个监控网络。这样就提出了救助市镇化原则——这个原则最终得到督政府[①] 的支持。

但是，把救助工作分散给地方当局不过是为了确保刑罚功能的实施，并没有使救助问题与压制问题脱钩。泰农关心如何解决比塞特尔和萨尔佩特利埃这两个收容院的问题[②]，希望立法议会建立一个

① 1795年到1799年间的法国政府。——译注

② 这两个收容院当时关押着乞丐、穷人、无工作者、妓女、政治煽动者以及各种被认为有可能或实际上破坏秩序者（第一版原注，第二版删除）。

研究“医院和拘留所”的委员会，统筹负责处理医院、监狱、流浪和流行病方面的事务。立法议会反对这项建议，理由是“把不幸者和罪犯交给同样的人来照管，这在某种意义上会败坏最低层的民众”①。对疾病以及穷人患病需要救助的意识就具有了自主性；这种意识关注的是一种特殊类型的贫困。相应的，医生开始在各种救助的组织活动中扮演一种决定性的角色。在分配救助的社会层次，只有医生能够发现哪里需要救助，并且对需要救助的性质和程度做出决断。救助资源的分散化也就造成了救助资源运用的医学化。这使人想起卡巴尼斯广为宣传的“医生是行政官”的思想：城邦应该把“人们的生命”托付给他，而不是“让其任由江湖郎中和长舌妇来摆布”；他应该遵循这样的信念：“有钱有势者的生命并不比无钱无势者的生命更宝贵”；最后，他应该拒绝帮助“社会恶人”②。除了医学专家的角色外，他还应在救助的分配中承担一种经济角色，在如何分配方面承担一种道德的和准司法的角色；这样，他就同时成为“公共道德和公共卫生的监督者”③。

在这种为了确保监控的连续性而由许多医学机构组成的构型中，医院应该占有一席之地。不仅是因为一些病人没有家庭，需要有医院，而且为了防止传染以及为了处理一般“日常”医学无法处理的疑难“异常”病人，也需要有医院。这里人们可以再次发现泰农和卡巴尼斯的影响。医院就其一般形式而言都带有悲惨贫苦的印记，但

① 转引自安贝尔：《革命与帝国时期的医院法》(Imbert, *Le droit hospitalier sous la Révolution et l'Empire*)，巴黎，1954年版，第52页。

② 卡巴尼斯：《论医学的可信程度》(Cabanis, *Du degré de certitude de la médecine*)，巴黎，1819年第3版，第135及154页。

③ 同上书，第146页，注释1。

是在地方上显得是一种不可缺少的保护手段。保护健康人免受疾病侵害，保护病人免受外行的土方、偏方之害——它“保护民众免受自己的错误之害”[1]；保护病人，以免他们互相传染。泰农所主张的是一种有区分的医院空间。这种区分是根据两个原则：一个是“编排”(formation)，即指定每个医院照看一种特殊病人或一类疾病；另一个是“分配”(distribution)，即在每一个医院里，按照这一原则决定“安排人们应当接收的不同类型病人”的次序[2]。这样，家庭这个疾病的自然居所就被另一个空间所复制，后者应该像一个小世界一样复制出病态世界的特殊的构型。在医院医生的凝视下，疾病会分门别类地组成“目”“属”“种”，组成一个合理化的领域，从而恢复各种本质的原始分布。按照这种设想，医院就可能“对病人加以分类，以至于每个病人都能找到适合自己状况的位置，而不会加剧其他邻近病人的病情，也避免了在医院里或医院外造成传染扩散”[3]。在医院里，疾病似乎汇聚到其真相的强制栖息地。

在关于救助委员会的各种方案中设置了两个并行的机构：一个是普通机构，是为了分配救助资源，它利用高度医学化的地区中心所组成的体系对社会空间实行持续的监控；另一个是特殊机构，它是由不连续的、纯粹医学的空间组成的，是按照科学知识的模式建构的。这样，疾病就陷于一种双重观察系统：这里有两种凝视，其中一种不仅不把疾病与其他应该消除的社会弊病区分开来，反而把它重新融入它们之中；另一种凝视把疾病分离出来，为的是圈住其天然真相。

立法议会给国民公会留下了两个没有解决的问题：一个是医院

① 卡巴尼斯：《论医学的可信程度》，第135页。

② 泰农：《医院纪实》，巴黎，1788年版，第359页。

③ 同上书，第354页。

财产的所有权问题，另一个是关于医院人员构成的新问题。1792年8月18日，立法议会就宣布解散“一切由神职人员和世俗男女组成的宗教教团和世俗修会”①。但是，大多数医院不是属于修道会，就是像萨尔佩特利埃那样由世俗组织按照准修道院模式进行管理。因此，该项法令进一步指出：“但是，在救助委员会向立法议会对医院和慈善院的组织提出明确方案之前，这些地方的原有人员应该在市政管理机构的监督下照常为穷人服务和照料病人。”实际上，直到罗伯斯庇尔垮台（热月九日）为止，国民公会一直首先从废除的角度考虑救助问题和医院。吉伦特派要求立即废除国家救济，因为他们担心，如果由城市公社承担分配救助的任务，最穷苦阶层会在政治上依附于公社。在罗兰（Roland）看来，施舍体制是“最危险的体制”：毫无疑问，慈善事业能够和应该由“私人捐助者来进行，但是政府不应该干预，否则会造成误导，并且于事无补”②。激进的山岳派要求废除医院，他们认为医院使贫苦制度化，革命的任务之一应该是使医院变得无用而消亡。在谈到医院只是“给人类造成苦难”时，勒邦（Lebon）质问：“非得有一部分人贫病交集吗？……因此，我们应该在这些收容院的大门上贴上通告，宣布它们即将消亡。如果革命完成的时候我们中间还有这样的不幸者，也就意味着我们的革命工作完全是枉然的。”③在辩论共和二年花月二十二日法令时，巴雷尔（Barère）还喊出了著名的口号：“不再有施舍，不再有医院！”

随着山岳派的胜利，由国家组织公共救助并相应地废除医院的

① 杜韦日埃：《法律全集》（J. -B. Duvergier, *Collection complète des lois*...），第4卷，第325页。

② 《议会档案》（*Archives Parlementaires*），第56卷，第646页；转引自安贝尔：《革命与帝国时期的医院法》，第76页，注释29。

③ 同上书，第78页。

主张终于占了上风。共和二年宪法在其权利宣言部分宣布“公共救助是一项神圣的义务”；花月二十二日法令要求制定“一部国民慈善事业白皮书”，并且在全国农村建立一个救助体系。另外，明文规定“康复院”只能接收“无家可归或在家里得不到帮助的病人”①。医院财产国有化的原则自1793年3月9日起就被接受了，但是当时把具体实施推到“在一些地区公共救助的组织工作明确完成”之后。共和二年穑月二十三日法令通过后，国有化立即付诸实施。医院财产被视为国家财产，救助也成为国家财政部门的责任。区级派出机构需要承担向各个困难家庭分配救济的任务。这样，在法律上而不是在实际中，使疾病和贫困彻底摆脱医院的伟大梦想开始实现。贫困是一个经济事实，凡是有贫困的地方，都应该给予救助；疾病是一种个人的偶然灾难，家庭应该负起责任，给病人必要的照料。医院是一种不合时宜的解决办法，不能满足穷人的真正需求，反而给贫困的病人打上耻辱的烙印。理想的状态应该是，人类再也不会因繁重的劳动而精疲力竭，也不会有导致死亡的医院。“人被创造出来，不是为了从事某种行业，不是为了进医院，也不是为了进济贫院；那些前景都太可怕了。”②

二、医生开业和医学教育法规

1707年3月发布的“薄绢法令”对18世纪的医生开业与医生培养起了限定作用。当时的任务是要打击江湖骗子、庸医以及“无资

① 1793年3月19日法令。

② 圣-茹斯特的话，转引自布歇和鲁：《议会史》(Buchez et Roux, *Histoire parlementaire*)，第35卷，第296页。

格、无能力的行医者”；同时亟须整顿多年来“松松垮垮”的医学院。因此，法令规定，今后王国内的大学，凡是设有医学院的或曾经设有医学院的，都须讲授医学；教员职位不得无限期地空缺，一旦有空缺就须填补；学生每四个月注册一次，经过三年的学习方可获得学位；他们必须依次通过每年的考试方能获得业士、学士和博士头衔；他们必须修满解剖学、化学、盖伦药理学和药草演示等必修课程[①]。除此之外，法令第二十六条宣布了如下原则：“凡未获得学士学位者，即使不取报酬，也不得行医或开药方”；该条附有补充说明（这是医学院以接受整顿作为代价所获得的重大成果与目标）：“所有宗教人员，无论是托钵僧还是非托钵僧，都属于这一条规定的禁止范围。”[②]到该世纪末，人们的批评意见至少在四个方面比较一致：江湖骗子依然盛行于世；医学院提供的正规教学既不能满足医学实践的需要，也不能跟上新的发现（只讲授理论；根本不考虑数学和物理学）；医学院太多太滥；腐败现象严重（教职变得像其他官职一样可以买到；教师收费才上课；学生花钱就能通过考试，而且可以雇收入低的医生给他们写论文），因此学医的费用极其昂贵——更糟糕的是，即使有了医生资格，新医生还得跟随一些著名的医生出诊，才能积累实践经验，为此他们还得花钱[③]。这样，大革命就面对着两项要求：一是更严格地限制行医资格，二是更严格地管理大学课程。但是，这二者都与整个改革潮流背道而驰，因为改革的目的是废除行会和师徒体制，

① 第1、6、9、10、14和22条。

② 第26和27条。薄绢法令的全文见基利贝尔《医学的无政府状态》第2卷，第58至118页。

③ 关于这个问题，参见基利贝尔，上引书；梯耶里：《一个爱国者对法国医学的期望》（Thiery, *Voeux d'un patriote sur la médecine en France*），1789年。这篇文章可能写于1750年，直到三级会议召开才发表。

关闭大学。

由此，在以下三种要求之间产生了某种紧张关系：一是对知识加以重组，二是废除特权，三是有效地监控国民的健康。医学以及政府借助于医学应该不受限制地监视公民，但是这种自由的凝视如何能够既装备精良、充分有效，又不会陷入知识的神秘性和严格的社会特权的魔爪？

第一个问题：医生能否成为一个没有同业公会法、行医限制、资格限制等等保护的自由职业？国家的医学意识是否与其公民意识或道德意识一样是自发的？医生捍卫他们同业公会权利的理由是，这种权利不是特权，而是合作的权利。医学团体应该有别于政治团体，因为它无意限制他人的自由，无意把法律和义务强加给公民；它的规定只适用于自身；它的"管辖权只限于自身内部"①；但是，它也有别于其他的行业团体，因为它不是为了维护某些权利和模糊的传统，而是为了核对与交流知识：如果没有一个有组织的机构，智慧之光一产生旋即熄灭，个人经验会丧失殆尽。在组成一个团体时，医生就默认了一个誓言："我们愿意通过我们大家的认识来强化自己，启迪我们的头脑；我们之中一些人的短处应能被另一些人的长处所减轻；我们聚集到一起接受共同的管理，将进一步激发起我们之间的竞争。"②医学界对自己的批评要多于对自己的辩护。正因为如此，更需要防止民众陷入自己的错觉和听信江湖骗子的神话③。"如果医师和外科医生组成社会上一个必不可少的团体，由于他们的职能十分重要，立

① 康丹：《致国民议会的改革方案》，第14页。

② 同前引。

③ 卡巴尼斯：《论医学的可信程度》。

法权威就需要专门考虑如何防止滥用职权。"①如果一个自由国度希望自己的公民免除错误和病痛，它就不能允许自由地行医。

实际上，没有人想过让医疗活动完全自由，实行无限制竞争的自由体制。即使是吉伦特派中最主张自由主义的分子也不曾这样想过。甚至马蒂厄·热劳在要求废除现有的一切医学团体时，也希望各郡都建立一个法庭，审判"任何没有技能证书而在医学领域浑水摸鱼者"②。但是，医生开业问题又与另外三件事紧密相关：行会的全面废除，医学协会的消失，尤其是大学的关闭。

到热月为止，涌现出难以计数的改组医学院的方案。它们大体分为两类。第一类以恢复大学结构为前提，第二类则强调1792年8月17日法令。这些"改革者"普遍认为，必须消除地方特殊利益，废除那些苟延残喘的小医学院。这些小医学院师资不全，水平低下，却颁发或出售各种学位和资格证书。只应保留少数医学院，面向全国招募优秀师资；它们培养出来的医生才会具有无可争议的资格；国家和公众舆论的双重监督将会促进医学知识和医学意识的发展，最终满足整个国家的需要。梯耶里认为，只要有四个医学院就够了；加洛则主张保留两个医学院，另外再设立一些从事较低级培训的专科学校③。另外，学制也应该延长：加洛主张七年，康丹主张十年；他们的理由是，要增加数学、几何学、物理学和化学等课程④，因为这些课程都与医学有着紧密联系。当然，最重要的是，必须增加实习课

① 雅德罗：《就完善医学教育的必要与方法致国民议会议员书》，第7页。

② 参见上书第29页。

③ 梯耶里：《一个爱国者对法国医学的期望》；加洛：《关于恢复医疗技术的基本看法》(J. P. Gallot, *Vues générales sur la restauration de l'art de guérir*)，巴黎，1790年版。

④ 梯耶里，前引书，第89至98页。

程。梯耶里希望设立一个基本独立的皇家研究所，给青年医生中的精英提供更先进而又实际的训练：在皇家花园设立一所寄宿学校式的机构，与某一医院合作（萨尔佩特利埃医院就在附近，适合这一目的）；教授到医院巡诊的同时就可以上课；医学院只需要任命一名医生督导，负责研究所的公开考试。康丹建议，在学习基础课程之后，这些实习医生应该被派到各个医院或农村担任合格医生的助手，从而获得实践经验；实际上，往往最急需的是人手，而不是高水平的医生。如果实习医生能够在法国各地做一番医疗巡游，他们就会获得极其丰富的经验，认识不同气候条件下的特殊疾病，学会治疗各种不同疾病的成功方法。

这种实践训练（formation pratique）完全独立于大学所提供的理论教学。但是，正如我们后面将会看到的，医学本身已经拥有能够界定一套临床教学的概念，理论家们却没有提出一种相应的制度：实践训练并不仅仅是抽象知识的运用（否则完全可以让学院教授来承担这种实践教学）；它也不是掌握这种知识的关键（只有在掌握了这种知识后才能进行这种实践训练），原因在于，这种实践训练体现了一种社会集团的医学特有的规范，而大学训练尚未与另外一种与分类理论密切相关的医学分道扬镳。

令人感到奇怪的是，这种实践训练虽然表面上以社会公益为基调，其实行却几乎完全交给私人，取决于他们个人的主动性，国家所起的控制作用不比理论教学多多少。卡巴尼斯希望每一个医院医生都获准"根据他自己认为最合适的计划组建学校"。由他自己决定每个学生的学习年限：有些学生学习两年就足够了，而天赋稍差的学生则需要学习四年。由于完全依赖于个人主动性，因此教学是有偿的，教授自己决定学费；著名教授供不应求，因此授课费可能很高，但这未必是坏事:“虽然出自各种不同的动机,但由此形成的高尚竞争只会对病人、学生和科学有利。”[①]

这种改革思路具有奇特而复杂的结构。救助事业完全甩给了私人,同时为了一种更复杂而享有特权的医学而维持医院建制;教学的形态被颠倒过来:在大学里,教学遵循着义务和公开的路线;在医院里,它变成私人的、竞争的和收费的。这是因为获取知识的规范与感知形成的规则还不能重合:投射目光的方式与训练目光的方式还没有结合起来。实用医学的场域被分成两块,一块是自由的、无限开放的领域,即上门行医的领域,另一块是封闭的空间,其中只有它自己揭示的分类学真理;学徒的场域也被分成两个,一个是本质真理的封闭领域,另一个是真理自我表达的自由领域。因此,医院就承担着双重角色:对于医生的凝视,它是系统化真理的寄寓之地;对于教师构建的知识,它是自由的实验场所。

1791年8月,大学统统关闭;9月,立法议会解散。这些复杂结构的暧昧性也就此终结。吉伦特派要求实现一种除了自由对自己的限制外没有其他限制的自由;他们的支持者包括所有旧状态的受益者和那些认为在没有任何组织结构的情况下可以恢复自己的势力(如果不能恢复原有的特权)的人。像迪朗·马兰这样的天主教会人士,像多努(Daunou)或西埃耶斯(Sieyès)这样雄辩的教士,像富克鲁瓦这样的温和派,都热烈支持科学教育和艺术教育方面的极端自由主义。在他们看来,孔多塞的方案意味着重新建构一个“可怕的同业公会”[②];刚刚废除的“哥特式大学和贵族式科学院”有可能死灰复燃

① 卡巴尼斯:《医院观察报告》(*Observations sur les hôpitaux*),巴黎,1790年版,第32至33页。

② 迪朗·马兰,见纪尧姆:《国民公会国民教育委员会会议记录》,第1卷,第124页。

[①];用不了多久就会形成一个神职阶层,而且“可能比刚刚被人民的理性所推翻的那个教士阶层更强大”[②]。在破除了这种行会方式后,凡是个人主动性获得真正自由的地方都将有真理:“给天才所需要的全部权力与自由;宣布天才拥有不受时效约束的权利;只要发现有人对自然做出有益的解释,就毫不吝惜地给予他们荣誉和奖励;不要画地为牢来限制那些只是想把他们的光亮投向远方的才智出众者。”[③]不要组织,只要被赋予自由:“在文学艺术方面展露光彩的公民都将受到邀请,在法兰西共和国全境从事教育工作。”不需要考试,除了年龄、经验和公民的普遍尊敬外,不需要其他资格;凡是想教授数学、艺术或医学者,只需从市政当局那里获得关于他本人的人品和公民素养的证明;如果有需求,如果他名副其实,他还可以向地方机构借用教学和实验所需的物资。课程是自由讲授的,学生经过与教师协商后付酬;但是,市政当局也应根据贡献给予应有的资助。在这种经济自由主义与竞争的体制下,教育在某种意义上恢复了古希腊的自由:知识是通过言说自发地传授的,而包含了最多真理的言说无往不胜。似乎是为了标明自己梦想的怀旧和缥缈性质,为了使自己的意图免受指责而使其带有更多的希腊色彩,为了掩饰自己的真正目的,富克鲁瓦提议,凡是有二十五年以上教龄的教师应该犹如最终被一个改善了的雅典所承认的苏格拉底,由国家给予住房并养老送终。

奇怪的是,正是山岳派以及那些与罗伯斯庇尔最接近的人,捍卫与孔多塞的方案相似的观念。勒佩尔蒂埃(Le Pelletier)被暗杀后,他

---

① 富克鲁瓦:《关于科学和艺术的自由教育的报告》(Fourcroy, *Rapport sur l'enseignement libre des sciences et des arts*),巴黎,共和二年版,第2页。

② 同上。

③ 同上书,第8页。

的计划先是被罗伯斯庇尔，后又被罗默（Romme）所接纳（在吉伦特派刚刚垮台之后）。他主张建立一种中央集权的教育体制，各个层次均由国家控制。甚至山岳派内部也有人担心“这是主张把下一代囚禁在四万个巴士底狱里”[①]。国民教育委员会成员布基耶（Bouquier），在雅各宾派支持下，提出一种妥协方案，既不像吉伦特派的方案那样放任，也不像勒佩尔蒂埃和罗默的方案那样严峻。他对两种知识做了一个重要划分：一种是“公民不可或缺的知识”，没有它就不能成为一个自由人，国家必须给公民提供这方面的教育，就像国家必须给予公民以自由权利；另一种是“社会需要的知识”，国家“有义务鼓励（这种知识），但不能像对前者那样对它进行组织或控制；这种知识服务于集体，而不能造就个人”。医学与科学和艺术同等重要。这个国家应在九个城市设立卫生学校，每个学校配备七名教师；巴黎应配备十四名这类教师。另外，“一名卫生官员应该到专为妇女、儿童、精神病人以及性病患者开设的医院讲课”。这些教师应由“当地行政官员以及公民”选任的审查委员会来遴选，由国家支付薪水（每年三千五百利弗尔）[②]。如此一来，公共意识在这种教育体制中就能得到充分的体现，并能实现其所追求的功效。

热月政变后，医院财产被国有化了，同业公会遭到禁止，协会和科学院都被废除，大学及其医学院和医科学校也不复存在；但是国民公会未来得及实施已在原则上认可的救助政策，尚未对自由行医加以限制，尚未规定行医的资格，尚未决定医学教育应采取何种方式。

---

① 圣-富瓦：《山岳派报》（Sainte-Foy, *Journal de la Montagne*），1793年12月12日，第29期。

② 富克鲁瓦：《关于科学和艺术的自由教育的报告》。

如此举步维艰，不免令人诧异，因为这些问题已经讨论了几十年，众多的方案显示人们已经在思想上把握了这些问题；尤其是，从热月政变到执政府这一期间人们所发现的解决方案早已由立法议会在原则上予以规定。

不难发现，这一时期缺少一个必要的结构：这个结构应该把一种经验形式与一种教学形式统一起来，前者是指早已由个人观察、病例研究、日常行医所确定的经验形式，后者是指在医院里而非在医学院里循着疾病在具体世界里的完整过程而进行的教学形式。人们不知道如何用言语来表达某种已知的只向凝视显示的东西。**可见物**既无法**言说**，也无法**解读**。

原因在于，尽管半个世纪以来医学理论发生很大变化，尽管新的研究成果大量涌现，医学的对象依然如故，主体认识和感知的立场依然如故，形成概念的规则依然如故。换言之，医学知识整体上依然遵循着两个规律：首先是按照疾病分类表来安排个别具体的感知；其次是按照气候和地点来持续地、全面地、量化地记录一种医学。

整个医学教育和技术的改造因中心缺陷而受挫：在医学对象、医学感知和医学概念的形成方面缺乏一种新的、一贯的、统一的模式。政治与科学在医学制度中的统一已经意味着在这方面发生了这种深刻的变化。但是，对于法国革命的改革者们来说，这种统一仅仅体现在理论主题的形式中，借助这种形式再对已经确立的知识元素进行重组。

这些不稳定的主题的确要求实现知识与医学实践的统一；它们为这种统一标示了一个理想地点；但是它们也是阻碍其实现的主要障碍。人们认为，应该使一个透明的、毫无障碍的领域彻头彻尾展示给一种拥有特权和资格的凝视。这种理念借助自由所具有的力量足以消除自身的困难：在自由状态中，疾病将能自动地表达出一种不变的真实，毫无干扰地呈现给医生的凝视；而接受医学介入、教导和监督的社会将因此而彻底摆脱疾病。这是关于**自由凝视**的伟大神话，而自由凝视在忠实于**发现**的同时也获得了**摧毁**的效能；这种凝视本身是被净化了的，但它又有净化功能；它是从黑暗中解放出来的，却又能驱散黑暗。这些隐含在**启蒙**（Aufklärung）中的宇宙学价值依然在这里起作用。医学凝视的力量刚刚开始被认识到，但是还没有在临床医学知识中获得一种全新的施展条件；它还仅仅是移植到医生眼睛中的“智慧之光”的辩证法的一个组成部分。

由于种种与现代人的历史密切相关的原因，在大多数思想家看来，与孕育临床医学的那种话语结构相比，临床医学本身始终与光亮和自由的主题有着更紧密的联系，而事实上这些主题却一直回避它。人们常常认为，临床医学萌生于一个自由的花园，医生和病人在双方同意的情况下在那里碰头，凝视凭借自身的明澈在不受理论束缚的情况下进行观察，经验无须言语就从老师那里传授给学生。在强调这种把临床医学的兴旺与科学、政治和经济方面的**自由主义**联系在一起的历史观的优越性时，人们忘记了在许多年间阻碍临床医学形成的恰恰是这种意识形态主题。

第四章

临床医学的昔日凄凉

医学知识应该在病人床边形成的原则，并不是起源于18世纪末。医学里的许多革命，即使不是所有的革命，都是在这种临床经验的名义下进行的，以这种经验作为主要资源和固定规范。但是，决定这种经验的栅网本身在不断地变化——这种栅网决定了如何获得这种经验，如何把经验接合[①]成可分析的因素，如何找到一种话语程式。不仅疾病的名称、症状的组合都是不一样的，而且应用于病人身体的基本感知符码，观察对象的领域，医生凝视所穿越的人体表面和深层，这种凝视的整个指向体系也发生变化。

自18世纪起，医学在讲述自己的历史时总是给人造成一种印象，似乎病人床边一直有恒久而坚实的经验的位置。这种经验不同于理论和体系，因为理论和体系始终变动不居，用它们的种种思辨掩盖了临床现象的纯粹性。这种理论性被认为是造成持续变化的因素，医

① 原文作s'articulait，在此可理解为"表述"。——译注

学知识的各种历史变异的出发点，各种冲突与衰亡的场所；医学知识正是用这种理论因素掩饰了自己脆弱的相对性。相反，临床经验被认为是促成医学知识正向积累的因素；正是这种对病人的经常凝视，这种历久弥新的关注，使得医学不会因出现一种新的思考而全盘作废，而是能够在其喧嚣的历史情节层次之下保存下来，逐渐地呈现出一种明确的真理形象，这种真理即使不是彻底的，至少也是发展的，具有持续的历史性。人们通常认为，在临床经验的恒定性中，医学把真理与时间联系在一起。

18世纪末和19世纪初，医学史就是借助这些带有神话色彩的说法拼凑而成。据说，正是在临床经验中，医学发现自身的可能起源。在人类之初，在有各种虚妄的信仰、各种体系之前，医学完全是病痛和治疗方法之间的一种直接关系。这种关系属于本能与感觉，而还谈不上经验；它是由个人针对自身而确立的，尚未进入社会网络："病人凭感觉知道哪一种姿势使他舒服些或更难受。"[①] 健康人能够观察到这种无须知识的介入就建立起来的关系；而这种观察本身并不是进一步认识的契机；它也不是一种有意识的行动；它是自发而盲目的："在此有一个神秘的声音告诉我们：凝视自然"[②]；它会自行衍生，从一个人传递给另一个人，从而变成一般的意识形式，每一个人都同时成为这种意识的主体和对象："所有的人毫无区别地运用着这种医学……每个人的经验都传递给别人……这种认识从父辈传给子孙。"[③] 在成为一种知识以前，临床经验是人类与自身的一种普

① 康丹：《致国民议会的改革方案》，第8页。

② 同上。

③ 科克利·莱特森：《医学起源史》（Coakley Lettson, *Histoire de l'origine de la médecine*）法译本，巴黎，1778年版，第7页。

遍关系：那是医学的极乐时代。当人类懂得书写和秘密之后，衰败就开始了，即这种知识被一个特权集团所瓜分，凝视与言说之间那种既无障碍又无限制的直接关系也瓦解了：人们所了解的东西一旦经由知识秘传方式来传递，就再也不能交流给别人，也颠倒了实践用途[1]。

毫无疑问，医学经验在很长时间里依然是开放的，并成功地维持了看（voir）与知（savoir）之间的平衡，从而使自己免于错误："在遥远的时代，医术是在其对象在场的时候传授，年轻人是在病人床边学习医学"；病人经常被收容在医生自己的家里，学生跟随着老师从早到晚巡视病人[2]。希波克拉底似乎是这种平衡状态的最后一位证人和最暧昧的代表：[公元前][3]5世纪的希腊医学似乎不过是这种普遍而直接的临床经验的符码化汇总；它构成了最早的总体意识，在这种意义上，它看上去与原始经验一样"简朴而纯粹"[4]；但是由于它为了"方便其学习"和"缩短学习时间"而把这种经验组织成一个体系，因此在医学经验里便引进了一个新的维度：这是一种知识的维度，这种知识本身不包括凝视，因此可以名副其实地说它是盲目的。这种不具有观看功能的认识乃是造成各种错觉的根源：一种任由形而上学作祟的医学可以大行其道："在希波克拉底把医学简化成一个体系之后，观察就被抛弃了，而哲学则被引入医学。"[5]

这犹如一次重大的日食，由此开始了各种体系的漫长历史，其中

---

① 科克利·莱特森：《医学起源史》，第9至10页。

② 莫斯卡迪：《实用医学体系的运用》，第13页。

③ 方括号中文字系译者所加。——中文编辑注

④ 马翁：《临床医学史》（P. -A. -O. Mahon, *Histoire de la médecine clinique*），巴黎，共和十二年版，第323页。

⑤ 莫斯卡迪：《实用医学体系的运用》，第4至5页。

充斥着“众多流派之间的对立与冲突”[①]。这一历史不断地否定自己，在时间流逝中只留下破坏的印记。但是，在这种破坏性历史的下面还存在着另外一种历史，后者更接近于自己的真实起源，因而也更忠实于时间。这种历史由临床医学的无声生命悄然汇合而成。临床医学始终潜藏在各种“思辨理论”之下[②]，维持着医学实践与知觉世界的联系，维持着医学实践对真理的现实画面的开放：“总是有一些医生会借助于头脑中自然产生的分析方法，从病人的外表推断出能够说明病人特异体质的资料，他们会仅限于对症状进行研究……”[③]临床医学是不流动的，却总是更贴近事物，因此它使医学获得真正的历史运动，它不断地消除各种体系，而与这些体系相矛盾的经验积累着它的真理。因此可以发现一种富有成效的连续性，从而保证病理学“在多少世纪里具有不中断的科学统一性”[④]。体系与否定性时间结缘，相反，临床医学是肯定性时间的知识。因此，它不是被发明出来的，而是有待于被发现：它早已与最初的医学形式一起存在了；它建构了自身的丰富性；因此需要做的仅仅是，否定那些否定它的东西，摧毁对于它来说毫无意义的东西，即各种体系的“威望”，让它最终“享有其充分的权利”[⑤]。那时医学就能达到其真理的水平。

要理解这种在18世纪末常能见到的理想化描述，必须参照后

---

① 莫斯卡迪：《实用医学体系的运用》，第26页。

② 德泽梅利：《医学历史词典》(Dezeimeris, *Dictionnaire historique de la médecine*)，巴黎，1828年版，第1卷，“临床医学”条，第830至837页。

③ 雷诺：《医学状况探讨》(J. -B. Renault, *Considérations sur l'Etat de la médecine*)，巴黎，1819年版，第10页。

④ 马翁：《临床医学史》，第324页。

⑤ 同上书，第323页。

来的临床医学制度与方法：这种描述赋予了它们一种普遍的、历史的地位。它在描述它们时，仿佛是在把一种永恒的真理重新放置进一种连续的历史发展中，而各种事件则构成一个否定的序列：遗忘、错觉和隐匿。事实上，这种重新撰写历史的方式本身就逃避了一种更真实也更复杂的历史。它在掩盖这种历史时，把所有的病例（cas）都按照这个词的古老意义纳入临床方法；由此，它认可了后来所有的简化说法，于是临床医学也就变成仅仅意味着对个人的检查。

为了理解临床经验的意义与结构，我们首先必须重新撰写体现了将其组织起来的那种制度的历史。从编年系列的角度看，直到18世纪最后几年，这种历史是极其有限的。

1658年，弗朗索瓦·德拉布埃（François de la Boe）在荷兰莱登的医院里开设了一所临床医学学校；他还将随后的一系列观察报告结集成《医院学院》（*Collegium Nosocomium*）予以发表①。他的后继者中最有名的是布尔哈夫（Boerhaave）。自16世纪末，意大利帕多瓦大学可能已经设了一个临床医学的教职。不管怎样，正是在莱登，由布尔哈夫及其弟子在18世纪开创了欧洲各地设立临床医学的教职或研究所的潮流。1720年，布尔哈夫的一些学生在爱丁堡大学进行改革，按照莱登模式设立了一所教学医院；伦敦、牛津、剑桥和都柏林都有人效仿他们的榜样②。1733年，范斯维登（Van Swieten）根据要求提交了一份在维也纳医院建立临床讲座的计划：第一位讲座教师是布尔哈夫的学生德哈恩（de Haen），他的后继者先后是斯托尔（Stoll）和

① 莱登，1667年出版。

② 艾金：《医院观察报告》法译本，第94至95页。

希尔登布兰德(Hildenbrand)[①];哥廷根大学也效仿这一榜样,先后由布伦德尔(Brendel)、福格尔(Vogel)、巴尔丁格(Baldinger)和弗兰克(J.-P. Franck)担任教职[②]。在帕多瓦,医院的一些床位是供临床医学使用的,由克尼普斯(Knips)担任教授;蒂索受命在帕维亚建立一个临床讲座,他在1781年11月26日的就职演讲中解释了他的基本方案[③]。1770年前后,拉卡萨尼(Lacassaigne)、布鲁(Bourru)、吉尔贝(Guilbert)和科隆比埃想自费组建一个设有十二个床位、收治急性病人的小医院,医生在治疗病人的同时也进行实用医学的教学[④];但是这个计划未能实现。医学院和整个医学界宁愿维持现状:实用教学只能由著名医生口传身教,而且要以大量的时间和金钱为代价。临床教学首先是在军队医院里正式实行的;1775年制定的《医院条例》在第十三条中规定,每年的研修必须包括"一门有关军队与卫戍部队中主要疾病的实用临床医学的课程"[⑤]。另外,卡巴尼斯也举了一个例子,即在卡斯特里元帅(Castries)的支持下,由迪布勒伊(Dubreil)在布雷斯特海军医院附设的临床讲座[⑥]。最后,我们还应该提到1787年在哥本哈根设立的产科临床讲座[⑦]。

这些看上去都是确凿的事实。为了理解它们的意义,确定它们

① 施托克:《维也纳医学院制度》(A. Storck, *Instituta Facultatis medicae Vindobonensis*),维也纳,1775年。

② 德泽梅利:《医学历史词典》。

③ 蒂索:《论医学教育》(*Essai sur les études de médecine*),洛桑,1785年版,第118页。

④ 科隆比埃:《军事法典》(Colombier, *Code de justice militaire*),第2卷,第146至147页。

⑤ 1775年奥特西尔克根据国王敕令为斯特拉斯堡、梅斯和里尔的军队医院制定的规章,收入布林《医学史杂忆》(Boulin, *Mémoires pour servir à l'histoire de la médecine*),巴黎,1776年版,第2卷,第73至80页。

⑥ 卡巴尼斯:《医院观察报告》,第31页。

⑦ 德芒戎:《哥本哈根唯一一家医院三重建制的历史年表》(*Tableau historique d'un triple établissement réuni en un seul hospice à Copenhague*),巴黎,共和七年。

所引起的问题，我们首先应该考察一系列有可能贬低它们的重要性的评论。对每个病例进行检查，对它们进行详细记录，对它们做出一种可能的解释，这些都属于医学经验中一种悠久而坚实的传统；组建临床讲座与医学对个体事实的发现无关；自文艺复兴以来发表的无数病例汇编足以证明这一点。此外，人们普遍承认需要通过实践来进行教学：实习医生到医院见习当时已是普遍现象；有些实习医生住在医院里，在一名医生的指导下实习，从而完成他们的训练[①]。既然如此，这些临床建制究竟有何新奇和重要之处，以至于在18世纪，尤其是在该世纪尾声，人们给予它们那么高的评价？这种原始临床讲座（proto-clinique）在哪方面既不同于从来与医学密不可分的那种自发的实践，又不同于后来集特定的经验、分析方法和教学方式于一身的那种复杂而一致的临床体系？它可以被归因于18世纪医学经验（它与这种经验是同时代产物）所特有的一种特殊结构吗？

一、这种原始临床讲座不仅仅是一种持续的和集体的病例研究：它必须把疾病分类学的那种有组织的实体聚合在一起，并使之成为可感知的。因此，这种临床讲座既不能像医生的日常实践那样**对所有的人开放**，也不能像它后来在19世纪时那样**专门化**：它既不是人们选定的研究对象的封闭领域，也不是人们被迫接受的东西的自由统计领域；它是用一种有教益的理想经验整体来完成自己的轨迹。它的任务不是标示出病例，显示其值得注意之处和特征，而是显示疾病的完整历程。爱丁堡的临床医院在很长时间里是这方面的一个典范；它的组织原则是，应能将“那些显得最有教益的病例”收集到一

① 在法国的总医院就有这种情况，例如，18世纪一直有一名外科实习生住在萨尔佩特利埃医院，陪着外科医生巡诊，并独立进行一些简单的治疗。

起[①]。在成为病人与医生之间的碰撞之前，在成为一个将被解读的真理与一种无知之间的碰撞之前，为了实现这种碰撞，**临床讲座必须在基本建构方面成为一个结构完整的疾病分类学场域**。

二、它与医院的连接方式是很独特的。它不是医院的直接延伸和表现，因为一种选择原则成为它们之间的一种界限。这种选择不是单纯的数量考虑，尽管蒂索主张一个临床讲座的病床数目最好不超过三十个[②]；它也不仅仅是质量方面的选择，尽管它往往偏重那些具有较高教学价值的病例。通过选择，临床讲座也就很自然地改变了疾病的表现方式以及疾病与病人之间的关系；在医院里，医生面对的是个人，后者碰巧携带了某种疾病；医院医生的职责是发现病人身上的疾病；疾病的这种内在性意味着，它往往隐藏在病人身体里，就好像是一种密码。在临床讲座里，医生面对的是疾病，后者被不同的人所携带：这里出场的是疾病，它存在于适合它的实体里，这种实体不是病人的身体，而是疾病的真理实体。正是"各种不同的疾病成为文本"[③]：病人不过是媒介，有时处于复杂而混乱的状态，但是需要通过他才能阅读文本。在医院里，病人是他所患疾病的**主体**，也就是说，他就是一个**个案**；在临床讲座里，人们面对的仅仅是**病例**，病人是他所患疾病的一个偶然插曲，是疾病碰巧占有的一个临时对象。

三、临床讲座不是发现某种尚未认识的真理的工具；它只是处置已经占有的真理以及使之系统地展示出来的一种特定方式。临床讲座是一种疾病分类学舞台，而学生一开始不了解其入门钥匙。蒂索主张让学生自己花时间来寻找。他建议，在临床讲座里，每两名学

① 艾金:《医院观察报告》。

② 蒂索:《关于一所临床医院创建的回忆》，见《论医学教育》。

③ 卡巴尼斯:《医院观察报告》，第30页。

生负责一个病人；他们应独立地检查这名病人，"要稳重、文雅、亲切，使这些不幸者感到宽慰"[①]。他们应该首先询问他的籍贯、风土、职业、以往的病史、目前疾病的起因和已经采取的治疗情况；然后他们应该检查他的生活机能（呼吸、脉搏和体温），他的自然机能（是否干渴、胃口如何、排泄情况），他的动物机能（感觉、官能、睡眠、疼痛）；他们还应该"触摸腹部，以确定内脏的情况"[②]。但是，他们究竟应该寻找什么？应该用何种解释原则来指引他们的检查？在被观察的现象、已知的先例和已被注意的紊乱失调这三者之间应该建立何种联系？这些足以使我们宣布一个疾病的名称。一旦确诊，就可以接着"自问：这个病人出了什么毛病？需要医治什么？"[③]很容易地推导出病因、预后以及医嘱。与后来的检查方法相比，蒂索推荐的这种方法除了个别细节外，可以说是极其周到了。这种问诊与"临床检查"之间的差别就在于，前者没有对患病机体的清查；人们保留了那些使人们可以触及一把理想钥匙的因素：这把钥匙有四个功能，因为它既是一种命名方式，又是一种协调原则，既是一种演变法则，又是一套告诫。换言之，扫视病体的凝视只有通过**名称**这一独断阶段，才能获得它所寻求的真理，在名称中包含着双重真理：一方面是隐匿的、但已显露的疾病的真理，另一方面是可以从后果和方法清晰地推导出来的真理。因此，真正具有分析和综合力量的，不是凝视本身，而是一种话语知识（savoir discursif）的真理，后者是从外面补充进来的，是对学生细心凝视的一个奖励。在这种临床方法中，被感知事物的浓密完全掩藏了能够为事物命名的、专横而简明的真理，因此，关键不在于**检查**，而

① 蒂索：《关于一所临床医院创建的回忆》，见《论医学教育》第120页。

② 同上书，第121至123页。

③ 同上书，第124页。

在于**译解**。

四、在这种情况下，不难理解，临床教学只能有一个方向，即自上而下，用现有知识来教育无知者。在18世纪，只有从事教学的临床诊所，而且其功能十分有限，因为人们并不承认医生能够随时用这种方法读解大自然放置在疾病里的真理。临床实践只注重教学，而且是极其狭义的，即单纯由老师向学生传授。临床医学本身不是一种经验，而是前人经验的摘要，以便于别人使用。“教授告诉学生为了更容易地看到和记住各种对象，应该按照什么次序来观察它们；他使他们少走弯路；他让他们能够利用他的经验。”① 临床教学绝没有想借助凝视来**发现**什么，而仅仅是复制了**示范讲解**的技术。这正是德佐对自己从1781年起在主宫医院（Hôtel-Dieu）讲授的临床外科课程的理解：“他把最严重的病人带到听众眼前，对他们的疾病加以分类，分析疾病的特征，介绍将采取的措施，进行必要的手术，解释他的方法和理由，然后每天讲解病情变化，最后展示病人治愈后的状态……或者用尸体来展示使他的医术不起作用的那些变化。”②

五、德佐的例子表明，这种言语本身虽然在本质上可能是为了训诲，但必须承受未来结果的裁决和风险。在18世纪，临床教学不是一种医学经验的结构，但它至少在下述意义上是一种经验：它是一种试验，一种必须由时间来证实的知识试验，一种由结果来证明处方对错的试验，而且是在由学生组成的陪审团面前进行的。这就好像是在证人面前进行一场与疾病的较量，而疾病自己有要说的话，尽管有独断的言语给它命名，疾病却有自己的语言。因此，老师讲授的课程有

① 卡巴尼斯：《医院观察报告》，第30页。

② 珀蒂：《德佐颂》（M. -A. Petit, *Eloge de Desault*），载《心脏医学》（*Médecine du coeur*），第108页。

可能转过来反对老师，推翻老师的无稽之谈，提供自然本身的教训。卡巴尼斯这样解释从一种错误的课程中吸取教益：如果教授犯了错误，“他的失误很快就会被自然揭穿……自然的语言是不能压制，也不能改变的。这些失误甚至会被证明比他的成功之处更有教益，因为它们能使学生对不太注意的错误印象更深”①。因此，正是在老师确诊失误时，在时间证明其可笑时，自然的运动就会昭显出来：知识的语言安静下来，人们能够凝神观看了。这种临床试验是十分诚实的，因为它是根据每天更新的契约来下赌注的。在爱丁堡的教学诊所，学生们对所有的诊断、每次查房时的病人状况以及一天之内使用的药物都记录在案②。蒂索也主张建立医疗日志。他在给菲尔米安伯爵的呈文中描述了理想的教学诊所，其中还主张逐年出版这些日志③。最后，对医治无效而死亡的病例，应该用解剖来做出最后的确认④。因此，进行命名的学术性和综合性言语是在对可能结果进行观察的场域展开的，目的是建立一份观察记录。

总之，如此建立或设计的临床制度依然主要出自现有的知识形式，因此不可能获得一种适当的动力，而且单凭它自身的力量也不足以启动医学认识的普遍改造。它仅凭自身之力，既不能发现新的对象，形成新的概念，也不能拥有另外的医学目光；它没有发明出一套新的话语和实践。

在18世纪，临床教学已经不是简单而纯粹的病例认识，而是拥有

① 卡巴尼斯：《医院观察报告》，第30页。

② 艾金：《医院观察报告》，第95页。

③ 蒂索：《关于一所临床医院创建的回忆》。

④ 蒂索，前引书，以及珀蒂，《德佐颂》。

复杂得多的形式。但是，它在科学认识的运动中还不是一个特殊的角色；它是一个边缘结构，是与医院场域接合而成的，但是具有与医院不同的构型；它力求成为一种实践，但是它更多的是一种形式，而不是一种分析；它围绕着口头说明把各种经验组合起来，而这种口头说明虽然不单纯是传授形式，但已大大地落后了。

然而在几年之间，在该世纪的最后几年，临床教学经历了急剧的改组：它脱离了借以诞生的理论语境，获得了一个应用的场域，这一场域不再局限于那种只允许**讲述**一种知识的场域，而是与知识诞生、接受验证和自我实现的场域共同扩张：它将与**全部**医学经验合而为一。为此，它必须装备上新的力量，脱离那种给它提供教训的语言，自由地走上探索发现之途。

第五章
医院的教训

在《医学词典》中“滥用”这一条目的释文里，维克·达济尔认为，在医院里组建一个教学体系，乃是解决医学训练中各种问题的根本方法；在他看来，这是应该实行的一项主要改革：“医院里的疾病和死亡能够提供重要的课程。我们从中受益了吗？我们是否在撰写在医院里造成那么多受害者的疾病的历史？我们是在医院里讲授观察和治疗疾病的技术吗？我们是否在医院里设立了临床医学的教席？”① 然而，用不了多久，这种教学体系的改革就将具有极其广泛的意义；大家都认识到，它能改造全部医学认识，而且运用疾病知识来建立一套虽然不曾有过或已被遗忘、却更基本、更具有决定性的经验形式：临床教学本身就能“使阿波罗神庙和艾斯库拉培神庙在当代重新振兴”②。一种传授与**言说**的方式将变成一种学习与**观看**的方式。

① 维克·达济尔：《著作集》(*Œuvres*)，巴黎，1805年版，第5卷，第64页。

② 德芒戎：《改进医学的方法》，第29页。

18世纪末，教育学作为一种由教育（formation）准则组成的体系，直接与再现（représentation）理论和思想连贯的理论接合起来。物与人的幼年与青年期被赋予了一种暧昧的力量：既能透露真理的诞生，但也能将迟到的关于人的真理付诸检验，能够校正它，使之更接近于赤裸状态。如果真正的教育与真理的创始合而为一，那么儿童就会变成成年人的老师。在每一个儿童那里，事物都在不知疲倦地重现着它们的青春期，世界不断地与其原初状态重新发生联系：首先观看世界的人绝不是成年人。当他挣脱了先辈的束缚后，就能睁开眼睛直面事物及其阶段；此外，在各种感觉和全部知识来源中，眼睛最能做到大智若愚，能够灵活地回复到其久远的无知状态。耳朵自有其偏好，手自有其痕迹和褶皱；眼睛与光有天然联系，因此只承受现在。真正使人能够恢复与童年的联系、重新接触到真理生生不息状态的，则是这种明澈、疏远、开放的纯朴目光。由此产生了两人神话式经验——18世纪的哲学最希望能够以这两种经验作为自己的起点：身处未知国度的异邦观察者和得见光明的天生盲人。但是，裴斯泰洛齐[①] 及其教育小说（Bildungsromane）也属于“儿童目光”这一重大主题。有关世界的话语都要通过睁开的眼睛，眼睛在每一刻都仿佛是第一次睁开。

由于热月九日开始的反动，卡巴尼斯和康丹的悲观看法似乎得到证实：预料之中的“劫掠之风”四处蔓延[②]。自对外战争开始，尤其是自1793年秋季实行全民征兵之后，许多医生自愿或应征参军；江湖医

① Pestalozzi，瑞士教育家（1746—1827）。——译注

② 康丹：《致国民议会的改革方案》，第13页。

生获得“完全自由”[①]。共和二年雾月二十六日，由普瓦松尼埃区一个名叫“卡隆”的人起草的致国民公会陈情书中，依然指责医学院培养的医生是粗俗的“江湖骗子”，应该保护民众免受其害[②]。但是，这种忧虑很快就转换了形式，因为人们看到威胁出自那些并非正规医生的江湖医生：“公众深受许多不学无术者之害，后者自称大师，胡乱诊治，危及了数千公民的生命。”[③]这种蒙昧的医学在诸如厄尔省造成极大危害，致使督政府感到震惊，重新召开了五百人院[④]；此外，共和四年穑月十三日与共和六年雪月二十四日，政府还两次要求立法机关限制这种危险的自由：“公民代表们，祖国想要发出母亲的疾呼，督政府正是这种呼声的喉舌！这的确万分紧急：每耽搁一天就会有许多公民死亡。”[⑤]仓促上岗的医生与有经验的江湖医生一样可怕，在穷困病人住院变得越来越困难的时候尤其如此。医院财产的国有化在某些地方特别激进，甚至将流动资金全部没收，因此许多医院总管（例如在图卢兹和第戎）不得不遣散他们无法供养的寄宿者。军队的伤病员占据了许多医院设施，市政当局乐得如此，这样他们就不必再为这些医院寻找资源：在普瓦捷，1793年7月15日，为了给军方付费的伤兵腾出房子，有二百名病人被赶出主宫医院[⑥]。由于残酷的事实与革命的伟大梦想自发地结合起来，从而造成了这种疾病的非医院化，结果不是使疾病本质回归到自然的真理，不但没有减少疾病，反而加剧了疾病的蹂

① 利乌尔：《江湖医生揭秘》(Lioult, *Les charlatans dévoilés*)，巴黎，共和八年版，前言。

② 索布尔：《共和二年的巴黎无套裤汉》(Soboul, *Les Sans-Culottes parisiens en l'an II*)，巴黎，1958年版，第494页，注127。

③ 共和六年雪月二十四日督政府致五百人院的信，转引自巴莱雍共和六年芽月六日报告。

④ 共和五年雾月二十二日和霜月四日。

⑤ 共和六年雪月二十四日的信。

⑥ 兰波：《迄共和五年为止普瓦捷的公共救助》(P. Rambaud, *L'Assistance à Poitiers jusqu'à l'an V*)，第2卷，第200页。

躏，使民众处于既无保护又无帮助的状态。

毫无疑问，在热月时期结束和督政府开始执政时，许多军队医官复员回家，在城市或乡村开业当医生。但是这些医生的素质参差不齐。

许多军医没有受过什么训练，也没有足够的经验。共和二年，救国委员会曾要求国民教育委员会起草一份法案，以便“立即对医官进行培训，以满足共和国军队的需要”①；但是，由于形势紧迫，所有的志愿人员都被录用，当即接受必要的培训。只有能够出示以往训练经历证明的人，才能就任一级医官。其余的人除了仓促接受的一点经验外，没有更多的医学知识。甚至在军队里，这些人也因犯下大量的错误而受到指责②。但是，当他们在平民中开业行医时，不再有上级的监督，这种庸医造成的危害就更大了：在克勒兹省有一位前医官用砒霜作泻药，结果使他的一些病人丧生③。各个方面纷纷要求当局加强控制和制定新的法律：“如果你们允许第二流、第三流的医师、外科医生和药剂师……未经新的考试就从事这种受尊敬的职业，你们将会使多少无知的凶手在法兰西泛滥成灾；……更严重的是，在这个杀人协会里可以发现最受信赖、也最危险的江湖医生。法律应该对这些人严加监控。”④

针对这种事态，各种保护性组织自发地诞生了。一些最不牢固的组织是由民间发起的。如果说巴黎一些较温和的区依然坚持山岳

---

① 纪尧姆：《国民公会国民教育委员会会议记录》，第4卷，第878至879页。

② 巴莱雍：《在五百人院的报告》(Baraillon, *Rapport au Conseil des Cinq-Cents*)，共和六年芽月六日，第6页，有关截肢手术中的丑闻。

③ 同上。

④ 《波尔谢在元老院的发言》(*Opinion de Porcher au Conseil des Anciens*)，共和六年葡月十六日会议，第14至15页。

派的原则:"消除贫困,废除医院",继续要求实施个别救助,以有利于在家里受到照顾的病人①,那么另外一些区,包括最贫穷的区则由于生活贫困和求医困难,不得不要求设立医院,使穷苦病人能够得到食宿和治疗;他们希望回到济贫院的原则上②;于是,这种场所纷纷开设,显然不是政府主动发起的,资金也是由民间组织和聚会筹集的③。然而,在热月政变之后,这种潮流就变成自上而下的了。开明阶层即知识界重新获得权力,或者说最终获得权力,他们希望恢复知识的特权,以此来保护社会秩序和个人生存。在一些城市里,市政当局"对亲眼所见的弊病心有余悸"并"苦于法律的沉默",于是不等立法机构做出决议就自行决定对自称医生者实施监督管理。他们建立了由旧制度时期的正式医生组成的委员会,负责评审所有新从业人员的资格、知识和经验④。此外,一些已经关闭的医学院依然半公开地活动:原先的教授身边聚集起一些有志学习者,教授在巡诊时也带着这些学生;有的教授被安排负责某一个医院,他就会在病床旁进行教学,现场评判学生的能力。有时,当这种纯粹的私人教学结束时,教授甚至会发一个非官方的证书,证明该学生已具备真正医生的资格。在某些比较温和的省份可以看到这种情况,例如在康城和杜埃。

蒙彼利埃医学院作为一个各种回应的汇合之地,提供了一个极为罕见的例子:人们在此可以看到为军队培训医生的紧迫需求,对旧制度认可的医学资格的利用,民众会议和地方当局的干预,以及临床

① 伦巴第人地区的态度。参见索布尔《共和二年的巴黎无套裤汉》,第495页。

② 士兵、残废军人和勒佩蒂埃区致国民公会书,同上书。

③ 社会契约区建立了一个孕妇医院。

④ 帕斯托雷:《代表国民教育委员会做的关于考核卫生官员的暂行方式的报告》(E. Pastoret, *Rapport fait au nom de la Commission d'Instruction publique sur un mode provisoire d'examen pour les officiers de santé*),共和五年热月十六日,第2页。

经验的自发开端。原大学教授鲍姆(Baumes)因其资历和共和派立场而被指定负责圣埃卢瓦军事医院。他需要从各种候选人中挑选医官;但是因为有组织的教学已经停止,医学学生就向“人民协会”发出呼吁,后者以陈情书方式说服地区行政部门,在圣埃卢瓦医院设立由鲍姆指导的临床教学课程。翌年,即1794年,鲍姆发表了他的观察与教学成果:“在本医学年度出现之疾病的治疗方法”①。

这可能是一个特例,但是其意义绝不仅限于本身。由于来自各社会阶层、制度结构,各种不同的技术和科学问题的压力和需求交织在一起,一种新的经验开始形成。从表面看,它不过是作为唯一可能的出路而恢复18世纪一直在发展的临床传统。其实不然。在这种自发的和半公开的发起和保护运动中,这种临床教学的回归实际上是第一次组建一个既是混合的又是根本性的医学场域:说它是混合的,因为医院经验在日常实践中对接一种教育学的一般形式;说它是根本性的,因为与18世纪的临床教学不同,在它那里发生的不是事后在早已形成的经验与需要破除的无知之间的遭遇,而是对知识对象的一种全新部署:出现这样一个领域,即真理在这个领域里自己教育自己,并以此方式而展现在有经验的观察者和天真的学生的凝视之下;对于二者而言,这里只有一种语言,即医院,医院中一系列被检查的病人本身就是一所学校。同时废除旧医院建构和大学这一举措,反而使得教学与具体的经验场域之间的直接沟通成为可能;但是,除此之外,这一举措还破除了作为真理传递的根本手段的那种独断话语;由于大学言说的沉默和教授教职的废除,在旧的语言层面之下,在一

① 吉尔巴尔:《论蒙彼利埃临床诊所的精神》(A. Girbal, *Essai sur l'esprit de la clinique médicale de Montpellier*),蒙彼利埃,1858年版,第7至11页。

种半盲目的、受环境左右的实践的阴影下，一种具有崭新规则的话语得以发展起来：它只能听命于一种不满足于观察，还力求发现的凝视。在这种匆忙求助于临床教学的过程中，诞生了一种不同的临床教学。这发生在刚刚进入19世纪之际。

因此，毫不奇怪，在国民公会结束时，一种完全围绕着临床组织起来的医学的观念突然地淹没了那种直到1793年为止获得自由并占据支配地位的医学的观念。实际发生的既不是一种反动（虽然其社会后果总体上是"反动的"），也不是一种进步（虽然集实践与科学于一身的医学以不止一种方式获益）；实际发生的是，在确定的历史背景下，对"自由的医学"这一观念的重新建构：在一个解放的领域里，真实必须自动展示给凝视，因此必须确定它借以进步的制度结构和科学结构。这不仅出自政治机会主义，而且无疑也出自对严密性的某种模糊信念，这种信念不会随波逐流，因此同一个富克鲁瓦在共和二年反对任何旨在恢复"哥特式大学和贵族式科学院"的方案①，在共和三年则主张，暂时关闭医学院能够导致"改革和改良"②；不能允许"草菅人命的江湖医生和不学无术的吹牛者处处给轻信的病患者设置陷阱"③。迄今所缺少的是"技术的实践本身，在病床旁的观察"，而这应该成为新医学的基本部分。

热月党和督政府把临床教学当作他们进行医学制度改造时的主

① 富克鲁瓦：《关于科学与艺术的自由教育法令的报告与方案》(*Rapport et projet de décret sur l'enseigement libre des sciences et des arts*)，共和二年，第2页。

② 富克鲁瓦：《代表救国委员会和国民教育委员会向国民公会做的报告》(*Rapport à la Convention au nom des Comités de Salut public et d'Instruction publique*)，共和三年霜月七日，第3页。

③ 同上。

要课题：在他们看来，这是一种手段，可以用来结束无限自由的危险实验，还可以堂而皇之地用来像许多人希望的那样恢复某些旧制度时期的结构。

一、共和三年霜月十四日的各项措施

富克鲁瓦受命向国民公会提交一份关于在巴黎建立一所卫生学院的报告。他提出的那些理由很值得注意，尤其是在被通过的法令中，它们几乎逐字逐句被写进前言里，尽管该法令在文字和精神上不止一处偏离原方案。原来最主要的建议是，仿照中央公共工程学院，为整个法国建立一所卫生学院，在那里培训医院，尤其是军队医院所需的卫生官员：在不到十八个月的时间里不是已经有六百名从军医生丧生了吗？除了战争局势的需要以及制止江湖骗子胡作非为的需要，还必须克服一些重要的反对意见，因为有人会认为，这种措施可能导致旧的同业公会及其特权的复辟。方案的理由是：医学是一门实用科学，其真理和成就有利于整个民族；建立一所学院并不会有利于少数人，而是培养合格的中间人，帮助人民感受到真理的好处。这位报告者以相当费解的方式阐述道："这将使一些渠道焕发生机，从而使艺术和科学的勤奋活动在整个社会体的所有血管顺畅流通。"[①] 基于这种理解，真正能使医学成为一种对全体公民有益的知识的，乃是它与自然的直接关系：新的学院不应像旧医学院那样成为一种书本知识的秘传之所，而应当是"自然的圣殿"；人们在那里学习的不是过去的老师自以为懂得的东西，

① 富克鲁瓦：《代表救国委员会和国民教育委员会向国民公会做的报告》，第6页。

而是那种向一切人开放、体现在日常实践中的真理:"实践、操作将与理论教训结合起来;学生将在化学实验、尸体解剖、外科手术和仪器操作中实践。少读,多看,多做。"他们将在实践中和在病床旁学习:他们不必学习无用的生理学,而是学习实实在在的"治疗技术"①。

由此,临床教学就成为科学严密性的一个必不可少的环节,但对于新的医学组织的社会公益性和政治纯洁性也是必不可少的。它通过有保障的自由体现了那种组织的真理。富克鲁瓦建议,在三个医院(人道济贫院、协和济贫院和学院附属医院)里,临床教学应该由教授们负责,他们应该得到足够的薪水,从而能够全力以赴地工作②。公众应能宽松地获准进入新的卫生学院:这样就可能使所有未受过适当训练而开业行医者主动前来充实他们的经验。无论如何,各地区都应选送一些学生到中央医学院,他们必须"品行良好,道德纯正,热爱共和国,痛恨暴君,学历合格,尤其应具备治疗技术的某些基础科学知识"。他们在那里学习三年后,担任卫生官员③。

富克鲁瓦建议,各省只设立专科学校。来自法国南部的代表对此表示反对,坚持蒙彼利埃也应该设立中央医学院。最后,埃尔曼(Ehrman)也为斯特拉斯堡提出同样的要求。结果,共和三年霜月十四日法令规定建立三所医学院,各学院均提供三年制课程。在巴黎的中央医学院,"新生班"在第一学期应学习解剖学、生理学、医用化学,在第二学期学习药物学、植物学、物理学。在整个学年中,学生

① 富克鲁瓦:《代表救国委员会和国民教育委员会向国民公会做的报告》,第9页。

② 同上书,第10页。

③ 同上书,第12至13页。

要经常到医院“使自己熟悉病人和了解一般的治疗方法”①。第二学年，学生继续学习解剖学、生理学、化学、药剂学和外科医学，再加药物学、内外科病理学；在整个第二学年，学生可以受雇于医院“照料病人”。在最后一个学年，学生应复习以前的课程，整理在医院里积累的经验，开始接受实际的临床训练。学生应该分配到三个医院，在每个医院各待四个月。临床训练包括两部分：“教授在每个病床前都逗留一下，对病人进行适当的问诊和检查；他应让学生注意诊断的征候和疾病的重要症状”；然后，他在演讲厅介绍在病房看到的疾病的一般情况，指出它们“已知、可能和隐蔽的”原因，提出预测，并做出“必要的”“治疗的”或“缓解的”指示②。

这种改革的特点不仅在于医学的天平进一步向临床倾斜，而且还在于这种倾斜也被更广泛的理论教育所校正。每当确定一种在病人身上进行的实践经验时，人们就会强调把特殊的知识与某种一般的认识体系联系起来的必要性。新的巴黎医学院在评论霜月十四日法令时所依据的两个首要原则是，该学院应该去“认识动物机能，从无生物的基本结构直到有机体和生命的复杂现象”，它应努力显示生命体与自然的关系③。此外，这种扩展将会使医学接触到一系列问题与实际需要：通过揭示人类与物质生存条件的密切联系，将能显示“如何使个体生命能够按照人们的合理期待尽可能广泛和长久地不受疾病侵害”；这是“治疗技术与社会秩序的接触点”④。因此，临床医

---

① 《巴黎卫生学院的教学大纲》(*Plan général de l'enseignement dans l'Ecole de Santé de Paris*)，巴黎，共和三年，第11页。

② 同上书，第39页，

③ 同上书，第1页。

④ 同上书，第1至2页。

学并不是那种完全与初级阶段的经验主义系在一起的医学，并不是以某种怀疑主义方法，把一切认识、一切教学都简化为对可见物的观察。在这种初级阶段，如果医学不能被确定为有关社会中的人的性质与认识的复杂知识，那么它就不能被确定为临床医学。

二、共和五年和六年的改革与讨论

霜月十四日通过的措施远远不能解决当时摆在面前的所有问题。人们原本希望通过向公众开放卫生学院，能够吸引训练不足的卫生官员，并且希望通过自由竞争来排挤掉江湖医生和临时医生。这些希望都落空了：由于学院数量不多，再加上没有考核（享受助学金的学生除外），致使造就合格医生大军的任务很难实现：督政府不得不在共和四年穑月十三日、共和五年雾月二十三日、霜月四日以及共和六年雪月二十四日前后四次提醒议会注意因自由开业行医、从业人员素质低下以及缺乏有效的法律所造成的危害。当时最紧迫的任务是，建立一种对革命后开业的医生严加控制的体系，扩大新学院的招生，加强新学院的管理和影响力。

除此之外，学院的教学也受到批评。对于三年的学习来说，课程设置太宽泛，也太含糊，结果与旧制度下的情况一样："要求太多，一无所获。"[①] 各门课程各唱各的调：例如，巴黎医学院一方面讲授临床症状医学，另一方面在内科病理学的课堂上，杜布勒（Doublet）却讲授最传统的分类医学（首先是最一般的病因，然后是"各类疾病及其主要分支的一般现象、性质和特点"；他"对种和类都使用同样的检查方

① 巴莱雍：《在五百人院的报告》，第2页。

法”)[①]。但是,临床本身并没有提供人们所期待的那种训练,原因在于学生太多,病人也太多。“人们围绕着病房快速移动,对某种病情发展的后果说上几句话,然后就撤出来。这就是临床讲习所的教学过程。在大医院里,人们通常能看到大量的病人,但只能看到少数几种疾病。”[②]

前医学协会的成员充分利用这些批评,要求恢复有资格限定和有法律保护的医生职业,结果获得了成功。这些医学协会是在1792年8月与大学一起被取缔的,在霜月十四日法令通过后不久就重新建立起来。其中的第一个是共和四年芽月二日建立的卫生协会,发起人是德热内特(Desgenettes)、拉菲斯(Lafisse)、贝特朗·佩尔蒂埃(Bertrand Pelletier)和勒韦伊(Leveillé);它在原则上仅仅是一个自由中立的信息机构:把观察报告、试验结果等知识迅速地传播给所有关心治疗技术的人,简言之,它就像是一个全国范围的大临床讲习所,所做的也不过是观察和实践。该协会在第一份公告中宣称:“医学是建立在一些教训之上,而只有经验才能提供这些教训。为了收集这些教训,我们需要观察者的合作。由此可知,由于各种学术团体解体,一些医学分支也就衰落了。但是,从现在起,它们会重新繁荣起来,因为立宪政府只乐于看到由观察者和实践者组成的自由协会并给予庇护。”[③]正是基于这种精神,该协会相信“人的孤立状态……完全有害于人类”[④],因此出版了一份《定期汇编》(*Recueil périodique*),随后又出版了另外一种刊载外国医学文献的杂志。但是,时隔不久,这种对

① 《巴黎卫生学院的教学大纲》,第31页。

② 《巴莱雍的发言》,五百人院会议,共和六年芽月十七日,第4页。

③ 《巴黎卫生协会定期汇编》,第1期所附的公告。

④ 同上书,第1期,第3页。

共同信息的关心就显示出其真实的意图：把那些通过常规研究证明了其能力的医生重新组织起来，争取对自由开业行医的界限做出新的规定："但愿我不会忘记历史上的那些灾难时代：当时大逆不道的野蛮之手摧毁了法兰西的医学祭坛！虽然它们的古老声名证明它们曾经取得长久的成功，但是它们已经了无痕迹。"① 这一运动的意义与其说是传播信息，不如说是进行筛选。正是基于这种特点，它扩散到各省：在里昂、布鲁塞尔、南锡、波尔多和格勒诺布尔纷纷建立起类似的协会。这一年的穑月五日，另一个协会在巴黎召开成立会议，参加者有阿利贝（Alibert）、比夏、布雷东诺（Bretonneau）、卡巴尼斯、德热内特、迪皮特兰（Dupuytren）、富克鲁瓦、拉雷（Larrey）和皮内尔（Pinel）。这个新协会在更大程度上体现了新医学的观点：圣殿的大门必须对没有资格的人关闭，那些人之所以闯了进来，是因为他们利用了"革命最初发起之机，当时医学圣殿就像雅努斯圣殿一样敞开了两扇大门，人们蜂拥而入"②。但是，在共和三年建立的学院里，必须改革教学方法：因为当时的训练是草率和混乱的，没有教给医生可靠的观察和诊断方法；人们必须"用哲学理性的方法论进军来取代无规则活动的混乱徘徊"③。在众目睽睽之下，在开明资产阶级代表和接近政府的"观念学派"（idéologues）的支持下④，临床观念具有了与共和三年立法者们的想法完全不同的意义。督政府和议会对此没有介入，但至少采取了默许的态度。

---

① 《巴黎卫生协会定期汇编》，第2期，第234页。

② 《巴黎竞争医学协会回忆录》（*Mémoires de la Société médicale d'émulation*），第1卷，共和五年，第Ⅱ页。

③ 同上书，第Ⅳ页。

④ 自一七九八年三月起，卡巴尼斯就作为协会代表出席五百人院的会议。

督政府宪法第三百五十六条宣布："法律监督关系到公民健康的各种行业"；这一条款似乎含有控制、限制和保障的内容，因此引发了各种辩论。在此我们无意详细介绍这些辩论，但是争论的焦点主要集中在这样一个问题，即究竟是应该首先改造教学，然后再规定开业行医的条件，还是应该反过来首先清洗医务界，规定开业的规范，然后再决定何种医学课程是必要的。在这两种观点之间有着鲜明的政治分野；那些更亲近传统常规的人，如多努或普里厄·德拉科特多尔（Prieur de la Côte-d'Or），希望通过提供一种广泛开放的教学，对卫生官员和所有的非科班出身的从业人员进行整顿和接纳；以卡巴尼斯和帕斯托雷为首的另外一些人则希望迅速重建一个封闭的医学界。在督政府初期，前者得到了多数人的支持。

第一个改革方案是由共和三年宪法的起草者之一多努制定的。他在国民公会中得到吉伦特派的支持。他不想根本改变霜月法令，但是他希望看到在"二十三个省级医院再设立补习课程"①；实习医生能够在那里完善他们的知识，而地方当局则有可能对开业行医提出适当的资格要求："你们不应该恢复行会管事会，而应该要求证明能力；没有上过学的人也可以成为医生，但是你们应该要求每一个申请者提交知识的严格证明：通过这种方式，你们就能协调个人自由的权利和公众安全的权利。"②这就更清楚地显示，此时出现的临床教学乃是一种解决医生培训和确定医生能力问题的具体办法。

多努的方案因改革步子太小、过于拘泥共和三年的原则而受到

① 多努：《有关组建专科学校问题向五百人院的报告》（P.-C.-F. Daunou, *Rapport à l'Assemblée des Cinq-Cents sur l'organisation des écoles spéciales*），共和五年花月二十五日，第26页。

② 同上。

异口同声的批评：巴莱雍指责说："实际上成了有组织的谋杀。"[①]几周以后，国民教育委员会提交了另外一份报告，这一次是由卡雷起草的。这份报告贯穿着完全不同的精神：为了争取人们对重新建立一个专业医生群体的支持——这是该方案的隐含思想——他反对下述区分：仅在城市保留医师，"农村最需要的"是外科医生，药剂师专管治疗儿童[②]。在巴黎、蒙彼利埃、南锡、布鲁塞尔和昂热准备建立的五所医学院里，医师、外科医生和药剂师应该上同样的课程。学习结果由六次考试来检验，学生可以在自己认为准备好的时候参加考试（外科学生只需参加三次考试）。最后，每个省都应建立一个由医生和药剂师组成的卫生审查委员会，"负责咨询各种有关治疗技术和公共卫生的事宜"[③]。卡雷方案表面上是建立一个更合理的教学体系，由更多的医学院向所有与公共卫生有关的人提供这种教学，但其目标主要是通过标准化学习和考试重新建立一个合格的医生群体。

卡雷方案得到了巴莱雍和维特等医生的支持，但也遭到了议会内外的猛烈抨击。蒙彼利埃学院宣称，它仅采纳国民公会的措施。议会内的一些人则恪守共和三年的精神。问题悬而未决。公共卫生委员会的前成员普里厄·德拉科特多尔利用果月十八日制止反革命的政变，把卡雷方案递交给国民教育委员会。他批评该委员会不仅不重视临床教学，反而要恢复旧医学院的教学方式："学生仅仅听和读是不够的，他们还应该观看、接触，尤其应该实习，应该养成动手的

① 巴莱雍：《在元老院的报告》（*Rapport au Conseil des Anciens*），共和六年芽月六日，第2页。

② 《卡雷关于卫生专科学校的报告》（*Rapport de J. -M. Calès sur les Ecoles spéciales de Santé*），共和五年牧月十二日，第11页。

③ 同上书，第43至46条。

习惯。”[①] 普里厄在进行这种论证时具有双重策略优势：一方面，他从科学角度证明了1792年以来非科班出身者所获得的经验的有效性；另一方面，在强调这种临床教学多么昂贵时，他建议不要增加学院数量，用数量牺牲质量，只应该维持巴黎的学院。这几乎完全回到富克鲁瓦的原始方案了。

但是，与此同时，就在作为保皇党阴谋领袖之一起事败露而被迫流亡的前一天，帕斯托雷使五百人院通过了一项关于开业行医的法令。三个卫生学院应各自建立一个由两名医师、两名外科医生和一名药剂师组成的审查委员会，负责审查所有想自行开业者；此外，“凡是现已从事治疗技术、但按照旧法律规定的方式未被正式认可者，必须在三个月内主动申报”[②]。因此，凡是在过去五年内从医者都须接受由旧学院培养的审查委员的审核；医生将能重新控制他们自身的入门权限；他们将重新形成一个能够确定自身能力标准的群体。

这个原则被接受了，但是卫生学院数量太少，难以操作；普里厄要求进一步减少这些学院，就是想使帕斯托雷法令无法实施。不管在哪种情况下，这项法令都是一纸空文。它通过不到四个月，督政府就被迫再次提醒立法者们注意失控的医疗业给公民造成的威胁：“一项积极的法律应该能够强制任何想成为医疗业内人士的人经历长期的学习和审查委员会的严格考试；科学和习惯应该受到尊重，而无能和无耻应该受到压制；公共刑法应该能够威慑贪婪，制止无异

① 《普里厄关于卫生学校的动议》(*Motion d'ordre de C. A. Prieur relative au projet sur les Ecoles de Santé*)，五百人院共和五年雾月十二日会议，第4页。

② 帕斯托雷：《代表国民教育委员会做的关于考核卫生官员的暂行方式的报告》，共和五年热月十六日，第5页。

于谋杀的犯罪。”[①] 共和六年风月十七日，维特在五百人院里重新提出卡雷方案的基本设想：设立五个医学院；各省建立一个卫生委员会，负责处置流行病以及“维护当地居民的健康，并参与选拔教授；每年在固定时间举办四次考试”。其中唯一真正新颖的设想是，必须设有一次临床考核：“报考医生者应该在病床旁说明疾病的性质和治疗方法。”这样，理论知识的标准和那种只能与经验、习惯相联系的实践的标准第一次在一个制度框架中结合起来。维特的方案不允许把1792年以来非专科出身者的医疗活动纳入或吸收进正规医学；但是，它在理论上和在规范学习的框架下承认在医院里获得的实践经验的价值。它承认的不是江湖医生的医学，而是这种医学活动中的经验的价值。

卡雷方案在共和五年似乎显得过于严峻；维特的方案得到卡雷和巴莱雍的支持，也引起同样激烈的反对。很显然，除非挡在前面的问题，即开业行医的问题得到解决，否则任何医学教育改革都是不可能的。卡雷方案遭到否决后，巴莱雍向五百人院提出一项决议案，用清晰的语言表述了卡雷方案暗含的意义：除非拥有新学院或旧医学院颁发的资格证明，否则任何人都不得从事医疗活动[②]。波尔谢在元老院也为同样的观点辩护[③]。整个问题被卡在政治和观念的死胡同里；但是，这些讨论至少显示了真正的问题不在于卫生学院的数量或教学大纲，而在于医生职业的意义及其所确定的经验的特殊性质。

---

① 督政府致五百人院的信，共和六年雪月二十四日。

② 巴莱雍：《关于管理在医学中的地位问题向五百人院的报告》(*Rapport à l'Assemblée des Cinq-Cents sur la partie de la police qui tient à la médecine*)，共和六年芽月六日。

③ 波尔谢：《对卫生官员考试暂行办法的意见》(*Opinion sur le mode provisoire d'examen pour les Officiers de Santé*)(在元老院的发言)，共和六年葡月十六日。

三、卡巴尼斯的介入和共和十一年的改造

从编年史的角度看，卡巴尼斯提交有关医学管理的报告是在共和六年穑月四日，即在巴莱雍的方案与元老院的葡月讨论之间。但是，这份文件其实属于另外一个时代；它标志着一个阶段：意识形态将在政治和社会重建中扮演一个积极的，甚至决定性的角色。从这方面看，卡巴尼斯关于医学管理的文件更接近于执政府的改革精神，而远离文件提出来时的争论。尽管它试图确定一种实际解决方法的条件，它首先是想提供一种关于医生职业的初步理论。

卡巴尼斯从一种中间的、实用的角度探讨了两个问题：卫生官员问题和考核问题。

就主管官员而言，他们可以无须办理新的手续而继续工作，但是其他官员就必须接受专门为他们设置的考试；考试应仅限于“基本的专业知识，特别是与实践相关的知识”。至于一般的医学学习，应该用考试来检查，其中包括一次书面测试，一次口头测试，以及“解剖学、外科学和内外临床医学的操作”。一旦制定出能力标准，就可以筛选出确信不会伤害公民生命的人；医学也就因此变成一个封闭的职业：“凡是没有经过学院考试或没有被专门委员会批准的行医者，都将被处以罚款，再次违法者将被送进监狱。”①

这个文件的实质部分涉及医学职业的性质。问题在于既要给它划定一个专属于它的封闭领域，同时又不能回到旧制度时期的行会

---

① 卡巴尼斯：《五百人院关于医学管理的暂行办法的报告》(*Rapport du Conseil des Cinq-Cents sur un mode provisoire de police médicale*)，共和六年穑月四日，第12至18页。

结构，也不能回到可能使人想起国民公会时期的国家控制形式。

卡巴尼斯从产业这个词最宽泛的意义上区分了两类物品。一类物品的性质是，消费者本身就是它们实用性的裁判：也就是说，公众意识足以判定它们的价值；这种价值是由公众舆论确定的，是外在于物品本身的：它没有秘密、没有错误，也不会被神秘化，因为它存在于一种共识之中。用法令决定一种价值的想法不过是表明想从外面把一种价值强加给它；真正的价值只能是自在的价值，"在一种治理有序的社会状态里，产业的自由不应遇到任何障碍；它应该是完全的，无限制的；既然一种产业的发展只有在有益于公众时才能有益于该产业的从业者，那么可以推断，普遍利益在此是与特殊利益真正结合在一起的"。

但是，还有一些产业的物品及其价值并不取决于集体评价：其中有些物品属于那些决定其他物品的市场价值的物品之列（例如贵金属），另一些物品是与作为个体的人有关，涉及这些人时任何错误都会是致命的。因此，如果一种产业的物品本身就是一种市场标准，或者它的存在本身关系到公众中的某一成员，那么它的价值就不可能由共识来决定。在这两种情况中，产品就具有一种不能直接看到的内在固有价值：因此它不能避免错误与欺诈；因此必须对它加以评定。但是，怎么能让有能力的公众掌握一种本身就包含着技能要求的衡量手段呢？公众应该委托国家加以监控的不是每一个产品（这是与经济自由原则相违背的），而是生产者本人：国家应该检验他的能力，他的道德价值观，而且不时地检查"他生产的物品的价值与质量"。

因此，医生应该与金匠一样受到监督，他们作为第二产业人员虽然不产生财富，但他们所治疗的是评定和生产财富的人："这就是为什么医师、外科医生、药剂师的知识、能力和道德习惯都必须受到严格的审查……这不是对这个产业加以束缚，这也不是侵犯个人自由。”①

卡巴尼斯的建议没有被接受；但是，就其基本思想而言，它显示了一种将会被采纳的方案。这种方案给予医学一种自由和受保护的专业地位，而这种地位延续到20世纪的今天。共和十一年风月十九日的医生从业法令与卡巴尼斯的观念，更广义地看，与当时“观念学派”的观念如出一辙。它给医学界制定了两个等级：一个等级是在六所医学院毕业的医师和外科医生，另一个等级是卫生官员，后者负责按照规定的方式对卡巴尼斯原来想以临时方式加以整顿接纳的那些人进行制度化管理。医生需要先经过四次考试（解剖学和生理学；病理学和疾病分类学；药物学；卫生学和法医学），再根据自己的志愿（想成为医师还是想成为外科医生）参加一次内科或外科临床测试。卫生官员将负责提供“最一般的关心”，因此只需在学院里学习三年，但是如果他们能够证明自己在普通医院或军队医院实际工作过五年，或者作为医生的私人学生或助手工作过六年，那么这种学习就可以免去。他们都必须接受省级审查委员会的考核。凡是不属于这两类而混迹于医务界的人将受到从罚款到监禁的惩罚。

从共和六年到共和十一年，由种种理念、方案和措施所构成的改革运动具有决定性的意义。

一、在确定医生职业的封闭性质时，人们一方面极力避免旧的同业公会模式，另一方面也极力避免经济自由主义所厌恶的那种对医务活动的控制。选择和控制的原则是建立在竞争观念的基础上，即充分考虑医生本人特有的各种潜质：知识、经验以及卡巴尼斯所说的

① 卡巴尼斯：《五百人院关于医学管理的暂行办法的报告》，第6至7页。

“公认的诚实”①。医务活动的价值等于从业者的价值;他的内在价值乃是他作为生产者被社会承认的品质的体现。因此,按照亚当·斯密开创的经济自由主义,每一项职业都被确定为既是“自由的”,又是封闭的。

二、但是,在这个重视才能的世界里,人们引进了一种层次区分:一方面是“医生”,另一方面是“卫生官员”。由于有了这种新的区分,原先的医师与外科医生、内科与外科、所知者与所见者的区分就变得次要了。现在的问题不再是对象的区分,或对象如何显现的方式,而是认识主体的经验层次之分。在医师与外科医生之间无疑原先已经存在着一种等级,并且体现在制度上,但是这种差异出自原先对各自活动的客观领域的区分,现在则变成越来越强调这种活动的质量指数。

三、这种区分也有一种相应的客体:卫生官员负责照料“勤奋而活跃的民众”②。在18世纪,人们普遍认为,劳动阶层,尤其是农村的劳动阶层过着一种更朴实、更有道德、更健康的生活,因此主要患有外科疾病,需要的是外科医生。从共和十一年起,这种区分尤其具有了社会意义:不必掌握“广博深奥的理论”就可以给民众看病,因为他们的病痛经常是因“小灾小病”引起的;卫生官员只要经验丰富就能够对付它们。“医疗技术的历史与人本身的历史一样表明,事物的性质就像人类社会的秩序那样绝对需要有这种区分。”③按照经济自

① 卡巴尼斯:《五百人院关于医学管理的暂行办法的报告》。

② 转引自卡隆:《关于开业行医的思考》(J.-C.-F. Caron, *Réflexions sur l'exercice de la médecine*),巴黎,共和十二年。

③ 富克鲁瓦:《共和十一年风月十九日对立法机构的公开演讲》(*Discours prononcé au corps législatif le 19 Ventôse an XI*),第3页。

由主义的理想秩序，品质的金字塔也与社会阶层的叠加相对应。

四、在那些从事治疗技术的人中间，区分是建立在什么之上的呢？卫生官员的训练最重要的部分是他们的**实践**年头，最长为六年；而医生的培养则除了理论学习外，还要加上**临床**经验。毫无疑问，实践与临床之间的区别乃是共和十一年立法中最具创新性的因素。卫生官员在实践时需要一种**有节制的经验主义**：在看到之后知道该怎么做；他们是在知觉、记忆和重复的层次上，即在实例的层次上吸收整理经验。临床则涉及一种极其微妙复杂的结构，在这种结构里，经验的吸收整理发生在一种凝视的过程中，而这种凝视本身同时也在认识；这完全是对一个活动对象的场域的重新编码。实践的大门向卫生官员**开放**，而只有医生才能进入临床领域。

这种对临床教育的新定义是与医院的改组相联系的。

最初，热月党和督政府都回到立法议会的自由原则；共和三年热月十一日，德雷克鲁瓦（Delecloy）抨击医院财产国有化的法令，其理由是，这种做法把医疗负担都压在国家身上，而不是把它置于“普遍怜悯的保护之下和富裕者的监护之下”①。共和四年雨月到芽月，政府向各地行政当局发出了一系列通报；总体上看，这些通报重复了革命之初，甚至是革命之前人们从道德和经济角度对整个住院治疗原则的批评（住院治疗增加了费用，诱发了怠惰习惯，失去父亲或母亲的家庭会产生经济困难和道德不幸）；政府希望给家庭提供救助的数量会逐渐增多②。但是，相信这种方式普遍有效、幻想不再有济贫院和医

① 转引自安贝尔：《革命与帝国时期的医院法》，第93页，注94。

② 同上书，第104页，注3。

院的时代已经一去不复返了：贫困现象太普遍了——共和二年巴黎的穷人就超过六万人①，而且他们的数量还在增加；人们十分警惕民众运动，人们也怀疑在个人的救助分配方面的政治动机，因此不敢把整个救助系统交给民众。因此，为了维护医院和医学特权，需要建立一个既符合自由主义原则、又符合社会保护必要性的结构——所谓社会保护具有暧昧的含义，既是富人对穷人的保护，又是保护富人来对抗穷人。

热月党国民公会的最后一项举措是在共和四年雾月停止实施医院财产国有化的法令。根据德雷克鲁瓦在共和四年葡月十二日提交的新报告，国民公会最终废除了穑月二十三日法令：已经出售的医院财产由国家财产来补偿，政府将因此摆脱各种义务。医院将恢复其民间性质；其组织和管理都信托给市政当局，由后者任命一个五人行政委员会。医院的市政化使国家摆脱了救助的义务，把与穷人同甘共苦的责任甩给了有限的群体：每一个自治市镇都要对自己的穷人负责，要想方设法使自己不受贫穷之害。富人与穷人之间的义务和补偿体系不再通过国家的法律，而是通过某种因地而异、随时取消的契约，被置于市镇的层次。那种契约更多地属于自愿协议的范畴。

与此同时，在收治穷人的医院和训练医生的临床教学之间，也在悄悄地形成一种同样类型的，但更奇特、更隐秘的契约。在大革命的最后岁月，人们又重新捡起了前一阶段形成的思想，有的几乎是原话照搬。临床观念所引起的最重要的道德问题是：人们有什么权利把一个因贫穷而被迫到医院里寻求帮助的病人变成临床观察的对象？他是来寻求救助的，但是他是这种救助的绝对主体，因为这种救助原

① 参见索布尔《共和二年的巴黎无套裤汉》。

本就是专门为他设定的；现在他被要求成为一种凝视的对象，一个相对的对象，因为需要从他身上辨识的东西是被用于增进其他人的认识。此外，临床教学在观察的同时也在进行研究；这种对新事物的研究会造成某种危险。艾金对此评论道，一个私人开业的医生必须爱护自己的声誉[①]；他的方式即便不是最有把握的，也必须是安全的；"在医院里，他不受这种方式的束缚，他的才华可以用另外的方式表达出来"。如果认为"基于几个理由，医院里的病人是实验课最合适的对象"，这不就改变了医院救助的本质了吗[②]？

当然，应该保持某种平衡，不应该损害病人的自然权利，不应该损害社会赋予穷人的权利。医院领域是暧昧的：在理论上是自由的，同时因为医生与病人之间的关系是非契约性的，因此不在乎实验的冷漠性；但是由于一种不言而喻的把一般人与普遍形式的贫困联系在一起的契约，医院又身负着各种义务和限制。如果在医院里医生即便无所顾忌也不进行理论实验，那是因为一旦他在医院里驻足，他体验到一种决定性的道德经验，这种经验会用一种封闭的职责体系包围住他本来无限制的实践。"一进入贫病交集的收容院，他就会产生痛苦的情绪、强烈的怜悯、救死扶伤的愿望，会因成功而由衷地快乐，而这些情感会因看到幸福的传播而有增无减。正是在那里，他将学会做一个信仰虔诚、富于人道和同情心的人。"[③]

但是，如果是为了认识而观看，为了教学而展示，这难道不是一种沉默的暴力吗？当一个病人之体需要安慰而不是展示时，这种暴力越是沉默不就越发显得过分吗？难道痛苦也能成为一种景观吗？

---

① 艾金:《医院观察报告》法译本,第104页。

② 同上书,第103页。

③ 梅纽雷:《论好医生的培养方法》,第56至57页。

不仅能够，而且必须如此，这是因为任何人都不能孤立地生存，穷人也不例外，他只有通过富人的介入才能获得救助。这里面就隐含着一种微妙的权利。要想治疗自己所患的一种疾病，必须有其他人用他们的知识、资源和怜悯加以干预，一个病人只能在社会里治疗他的疾病，因此，把某些人的疾病变成其他人的经验，使痛苦展示出来，这样做是公正的："病人暂时不是一个公民了……他沦为某种疾病的历史，而了解这种病史对于他的同胞是十分必要的，因为它将使他们懂得是什么疾病在威胁着他们。" 如果病人拒绝使自己成为教学的对象，他就是 "忘恩负义，因为他享受了社会的好处，却不以感激来回报"①。按照这种互惠结构，对于富人来说向住院的穷人提供帮助就有了实际的功利：为住院穷人的治疗支付了钱财，富人因此而有可能更好地认识自己也可能患上的疾病；对穷人行善，就会转化成能够应用于富人的知识："慈善捐助将能缓解穷人的病痛，由此获得的智慧将有助于富人的保健。是啊，慈善的富人们，慷慨的人们，你们所帮助的躺在床上的病人正在体验着不久也会侵袭你们的疾病；他也许会痊愈，也许会丧生；但是不管是哪种情况，他的遭遇会启发你们的医师，挽救你们的生命。" ②

这就是富人与穷人在组织临床经验方面的契约条款。在一种经济自由体制下，医院找到了一种吸引富人的可能性；临床教育则造成了契约其他部分的逐渐逆转；它是穷人为富人同意向医院投入的资本而付出的**利息**；这种利息应该理解为高利贷的利息，因为它作为一

① 尚邦·德蒙托：《让医院对国家有更大用处的办法》(Chambon de Montaux, *Moyens de rendre les hôpitaux plus utiles à la nation*)，巴黎，1787年版，第171至172页。

② 迪·洛朗斯：《利用医院和改进医学的办法》(Du Laurens, *Moyens de rendre les hôpitaux utiles et de perfectionner la médecine*)，巴黎，1787年版，第12页。

种补偿，对于科学来说是**对象利息**（l'intérêt objectif）[①]，对于富人来说是**生命利息**（l'intérêt vital）[②]。病人到医院来寻求治疗，却变成了一种景观，从这一时刻起，医院就变得使私人主动性在这里有利可图了。正是由于临床凝视的效能，帮助最终得到的是付出。

这些论调是革命前的思想所特有的，而且当时多次表达出来，但是在督政府的自由主义时代被赋予了新的意义并获得直接的应用。共和七年，德芒戎在说明哥本哈根的妇科诊所是如何运转时，批驳了以羞耻心和保守秘密为由的各种反对意见。他强调这里只接收"未婚女子或自称未婚的女子。再也想象不出比这种做法更好的了，因为正是这个妇女阶层很可能是最不顾忌羞耻的"[③]。因此，这个道德上解除了武装而对社会有害的阶层反而最可能对体面的家庭有用；道德将在它所蔑视的东西里找到回报，因为这些妇女"虽然不能行善……但至少能够对培养好医生有所贡献，给她们的施主返还利息"[④]。

在自由世界的负有责任的交易中，医生的凝视是一笔小额积蓄……

---

① 这里是双关语，又表示"客观利益"。——译注

② 这也是双关语，又表示"根本利益"。——译注

③ 德芒戎：《哥本哈根唯一一家医院三重建制的历史年表》，第34至35页。

④ 同上，第35至36页。

第六章

征候与病例

从下述文字中，我们看到一个无限广阔的临床领域。“通过混杂而模糊的症状揭示一种疾病的根源和起因；认识它的性质、形式及其引起的并发症；一眼就能分辨它的各种特征和差异；通过迅速而精细的分析把它与其他各种无关的事物分开；预见在整个疾病过程中可能发生的良性或恶性情况；利用自然本身提供的最佳时机实施治疗；估量生命的活力和器官的运动；根据需要增强或减弱它们的能量；准确地决定何时采取行动、何时应该等待；对各种治疗方法的利弊加以权衡，信心十足地做出判断；选择那种见效最快、最适合、最有把握的方法；利用经验；把握机会；充分利用时机，周密考虑风险；使自己成为病人及其病痛的主人；减轻他们的痛苦；平抚他们的焦虑；对他们的需要预先做好准备；承受他们的失常表现；利用他们的性格来驾驭他们的意志，不是像残酷的暴君统治自己的奴隶，而是像体贴的父亲关照着孩子的命运。”①

① 迪马：《亨利·富凯颂》(C. -L. Dumas, *Eloge de Henri Fouquet*)，蒙彼利埃，1807年版，转引自吉尔巴尔：《论蒙彼利埃临床诊所的精神》，第18页。

这段严肃而唠叨的文字与另一段文字结合起来就显现出自己的意义。看似矛盾的是，后一段文字虽然十分简洁，但是如果添加到前一段文字后面，却无蛇足之虞："我们应该尽可能地使科学视觉化。"[①]从对晦暗的逐渐阐明，对本质的谨慎解读，对时机和风险的计算，到对心灵的主宰和对父亲权威的篡夺，如此众多的权力不过是凝视的王权——眼睛认识和决定一切、眼睛统治一切——建立过程中的众多形式。

临床教学并非肯定是基于凝视的运作和决断整理一门科学的首次尝试。从17世纪后半期起，博物学就开始根据自然物的可见性质来对其进行分析和归类。古代和中世纪积累的全部知识宝库是植物的功效、动物的技能，神秘的对应和感应，但是自约翰·雷[②]之后，这整个知识"宝库"对于博物学家来说都变得次要了。而真正有待认识的东西是"结构"，即形式、空间布局，各种因素的数量和大小：博物学自命的任务是给它们定位，把它们改写成话语，将它们加以对照或综合，目的在于一方面能够确定有生命物的相邻关系或亲缘关系（从而确定宇宙的统一性），另一方面能够迅速地辨识每一个个体（从而辨识其在宇宙中的独特位置）。

临床教学对凝视的需求不亚于博物学研究。在某种程度上，二者几乎完全相同：要求凝视去观看，去分辨出特征，去识别出相同的东西和不同的东西，按照种和属加以分类。博物学的模式始终很活跃，18世纪的医学在一定程度上也屈从于它。昔日索瓦热所怀有的那种成为疾病领域的林奈的梦想直到19世纪还没有完全消退：医生们一

① 珀蒂：《论医院内的慈善方式》(*Discours sur la maniére d'exercer la bienfaisance dans les hôpitaux*)，1797年11月3日，载于《论心脏医学》(*Essai sur la médecine du coeur*)，第103页。

② John Ray，英国博物学家（1627—1705）。——译注

直在疾病领域采集着标本。但是,医学凝视也在以一种新的方式形成。首先,它不再是随便任何一个观察者的凝视,而是一种得到某种制度支持和肯定的医生的凝视,这种医生被赋予了决定和干预的权力。其次,这种凝视并不受制于某种结构的狭窄格栅(形式、布局、数量、大小),而是应该并且能够捕捉住色彩、差异、细小的偏差,时刻警惕着异常现象。最后,这种凝视不满足于观察显而易见的东西;它应该使人们能够大致测算出机会和风险;它应该长于算计。

毫无疑问,我们不能把18世纪晚期的临床医学看作是长期背负着错误认识的凝视回归纯洁。我们甚至也不能认为这种凝视只是发生了一种指向转换,或者认为是它的能力得到更好的运用。当认识主体进行自我重组、自我改变,并开始以一种新的方式运作时,新的对象也相应地主动向医学凝视呈现自己。因此,不是疾病概念先发生变化,然后辨认它的方式也随之改变;也不是特征描述体系先发生变化,然后理论也随之改变;相反,它们是在更深的层次上——疾病与这种凝视的关系层次上——同时发生变化。疾病是自动呈现给这种凝视并构建这种凝视。在这个层次上,理论和经验、方法与结果之间是无法区分的;人们必须解读可见性的深层结构,而在这些结构里场域和凝视是由**知识符码**联系起来的;在这一章里,我们将研究这些符码的两种主要形式:征候的语言结构和病例的随机结构。

在18世纪的医学传统里,疾病是以**症状**(symptôme)和**征候**(signe)的方式呈现给观察者的。它们之间的区分既在于它们的形态学(morphologie),也在于它们的语义价值。症状——及其支配性地位——是疾病呈现的形式:在所有的可见物中,它最接近本质;它是不可企及的疾病性质的最直接译写。咳嗽、发烧、胸痛、呼吸困难本身并不是胸膜炎——这种疾病本身从来不会展示给感官，而“只是透露给推理”——但是它们构成了它的“基本症状”，因为它们使人们有可能确定一种疾病状态（与健康状态相反），一种疾病本质（例如，不同于肺炎），以及一种直接的原因（浆液充溢）①。症状使得这种疾病的半遮半露的不变形象隐约**显出**。

征候是宣告性的：预后性征候预告将要发生的情况；既往症征候宣告过去发生的情况；诊断性征候显示正在发生的情况。在征候与疾病之间有一段距离，必须把它突显出来才能跨越它，因为征候常常以间接和意外的方式出现。征候并不提供任何认识的对象，它至多提供认识的基础。认识自身摸索着进入隐蔽事物的各个侧面：脉搏暴露出血液流通的看不见的力度和节奏；征候也泄露了时间的秘密，例如指甲发青就准确无误地宣告了死亡将至，“肠热”的第四日发作预示着痊愈。征候借助看不见的事物显示了将要消退、潜藏在下面和将要出现的情况。它涉及的是结果、生命和死亡，而不是那种一成不变的真理，即症状使之作为现象而显现出来的给定的、隐蔽的真理。

因此，18世纪译写出疾病的双重现实，即自然的现实和戏剧的现实，确立了一种认识的真实性和一种实践的可能性。这是一种幸福安宁的结构，其中维持着两种体系之间的平衡，一方面是自然-疾病体系，其可见形式植根于不可见的世界里，另一方面是时间-结果体系，后者通过一种可见的定位而预测不可见的世界。

这两个体系都是自为地存在着；它们的差异是一个自然的事实，医学知觉只能适应这一事实，而不能建构这一事实。

① 参见齐默尔曼：《论医学经验》，第1卷，第197至198页。

临床方法的形成与医生的凝视进入征候和症状场域紧密相连。认识它的建构权利,就需要抹杀它们之间的绝对区分,而且需要做出如下假设:能指(征候和症状)从此将完全能够被所指包容,能指的最原始现实状态将毫无掩饰和保留,所指的本质——疾病的核心——将在能指的可理解的句法中被彻底消化。

一、症状建构了一种能指和所指密不可分的初级层面

在症状之外不再有什么病理本质:疾病中的一切本身都是一种现象;就此而言,症状扮演着一个纯朴的、最自然的角色:“它们的集合体构成了人们所谓的疾病。”① 它们不过是完全呈现给凝视的真理,别无其他;它们的联系与地位并不反映某种本质,而是表示一种自然的整体,后者有自己的组成原则和较规则的延续方式:“一种疾病是一个整体,因为人们能够确定它的要素;它是有目标的,因为人们能够估算它的结果;因此它是一个被置放在侵袭的极限与结局的极限之间的整体。”② 由此,症状就丧失了原来作为指示者的支配性角色,而成为表象法则的一种现象。它处于自然层面。

其实情况也不完全尽然。在症状的直接性里也有某种东西指涉着疾病,将其与纯属机体生命的现象区分开。“我们所说的现象是指健康或患病机体中任何明显的变化;由此就可以区分属于健康范围的现象和显示疾病的现象:后者很容易与疾病的症状或可感知到的

① 布鲁松内:《基本征候表》(J. -L. -V. Broussonnet, *Tableau élémentaire de la séméiotique*),蒙彼利埃,共和六年版,第60页。

② 奥蒂贝-凯耶:《论相似性在医学中的运用》(Audibert-Caille, *Mémoire sur l'utilité de l'analogie en médecine*),蒙彼利埃,1814年版,第42页。

疾病表象混淆起来。”[①]通过这种与健康形式的对立，症状就抛弃了其作为自然现象的被动性，变成了疾病的一种能指，也就是说，它本身被视为一个整体，因为疾病不过是症状的集合体。这里有一种独特的暧昧性，因为就其指涉功能而言，症状既指涉各种现象本身之间的关系——表示着它们整体的构建因素以及它们共同存在的形式，又指涉把健康与疾病区分开的绝对差异；因此，它既通过同义反复来表示自身的整体，又通过自身的出现来表示对异己物的排斥。当它作为纯粹现象而存在时，它同时是疾病的唯一性质，而疾病则构建了它作为一种特殊现象的唯一性质。这二者密不可分。当它作为指涉自身的能指时，它因此而成为双重的所指：既被自身指涉，又被疾病指涉。疾病通过赋予它特征而使它与非疾病现象相对立；但是，当它被（自身和疾病）当作所指时，它只能从一个更早的不属于这个领域的行动中获得自己的意义：那种行动把它综合起来和分离出来，也就是说，那种行动预先把它变成一种征候。

症状结构的这种复杂性可以在关于自然征候的全部哲学中看到；临床思想不过是把由孔狄亚克[②]全面地安排其话语形式的那种概念构型转变成实践中更简洁但也往往更含混的语汇。在临床思想的总体平衡中，症状或多或少扮演着一种行动语言的角色：与行动语言相似，它也受制于自然的普遍运动；而且，它的表现力就像承担着这种语言初始形式的“本能”那样原始，那样由自然所规定[③]；症状就是外显状态的疾病，正如行动语言就是生气盎然状态的印象本身，那种生气盎

① 布鲁松内：《基本征候表》，第59页。

② Condillac，法国启蒙思想家（1714—1780）。——译注

③ 孔狄亚克：《论人类认识的起源》(*Essai sur l'origine des connaissances humaines*)，《全集》，共和六年版，第1卷，第262页。

然状态延续和维持着这种印象，并使它回归为一种外在形式，而这种外在形式与其内在真实乃是异曲同工。但是不能想象，如果没有一种外来行动进行干预，这种直接语言会向另外一种凝视呈现出意义：孔狄亚克预先设定了这种行动，根据两个无言的主体的直接运动机能，给它们赋予了意识①；而且，他将这种行动特有的支配性质移植进本能的同时性传达运动中，从而将这种性质掩盖起来②。当孔狄亚克将行动语言设定为言说的起源时，他就通过剥夺它的具体形象（句法、词句乃至声音），悄悄地钻入言说主体每一个行动固有的语言结构中。这就使他能够抽取出这种语言，因为他已经预先设定了它的可能性。这种情况也完全适用于临床医学，因为这里涉及的是这种行动语言（在此是症状）与征候的外显语言结构二者之间的关系。

二、意识的干预把症状变成征候

征候与症状是一码事，诉说着相同的事物。唯一的差别在于征候所**诉说**的事物**就是**症状本身。就其物质现实而言，征候等同于症状本身；症状是征候必不可少的支撑形态。因此，“不存在没有症状的征候”③。但是，使征候之所以成为一种征候的不是症状，而是出自其他地方的行动。因此，“所有的症状（当然）都是征候”，“但不是所有的征候都是症状”④，因为症状的总和永远不可能穷尽征候的现实。这样一种把症状变为一种能指因素，把疾病就说成是症状的直接真

① 孔狄亚克：《论人类认识的起源》，第260页。

② 同上书，第262至263页。

③ 朗德列-博韦：《征候学》（A. -J. Landré-Beauvais, *Séméiotique*），巴黎，1813年版，第4页。

④ 同上。

理的运作是如何发生的呢？

这种运作在其各个阶段都把可见物变成经验场域的整体，并且消解了它的全部晦暗结构：

——这种运作通过对有机体的比较来进行综合：通过把一只手与另一只手，一个人与另一个人比较，红、肿、热、痛、悸动、压迫感等就成为蜂窝织炎的征候①；

——这种运作唤起对正常功能的记忆：一个主体的冰凉气息就是动物体温消失的征候，因此也是"生命力急剧减弱和即将崩溃"的征候②；

——这种运作对同时性或接续性的频率加以记录："在舌苔变厚、下唇颤抖和想要呕吐之间是什么关系？我们还不清楚，但是常常可以看到，前两种现象会伴有后一种状况，这就足以把它们当作未来的征候"③；

——最后，这种运作超越直接表象而探索人的身体，在尸体解剖时使不可见者变成可见者：例如尸体检查显示，在带有咳痰的胸膜肺炎的病例中，疼痛的突然中断和脉搏的逐渐减弱是肺的"肝样变"的征候。

在一种对差异、同时性或接续性、频率极其敏感的凝视下，症状也就变成了一种征候。这是一种自动的分辨运作，致力于整体和记忆，如同计算机一样；因此这也是一种行动，在一次运动中把各种因素与它们之间的联系都结合起来。在这种意义上，它实际上不过是

① 法瓦尔：《论医学理解力》（Favart, *Essai sur l'entendement médical*），巴黎，1822年版，第8至9页。

② 朗德列-博韦：《征候学》，第5页。

③ 同上书，第6页。

把孔狄亚克的分析运用于医学感知。无论在哪种情况，这难道不就是“组合与分解我们的观念，以便于对它们进行不同的比较，并进而发现它们之间的关系及它们可能制造出来的观念”吗[①]？分析和临床凝视也都具有这种特点：它们进行组合与分解不过是为了揭示一种安排，而这种安排就是自然秩序本身，它们的手法就是仅仅在对原始物的复原行动中运作。“这种分析是获得发现的真正秘诀，因为它使我们返回到事物的起源。”[②]对于临床医学来说，这种起源是症状的自然秩序，症状接续发生的形式或症状相互决定的形式。在征候与症状之间有一个决定性的差异，这种差异只有在一种本质同一性的背景下才具有价值；征候就是症状本身，但这只是就其原初的真实而言。在临床经验的层面最终会出现一种彻底的、毫无晦暗之处、毫无保留的解读：对于一个认识臻于“完善的最高程度”的医生来说，“一切症状都将变成征候”[③]，所有的疾病表现都将说一种清晰有序的语言。人们最终将会达到那种科学认识功德圆满的形式，即孔狄亚克所说的“妥善建构的语言”。

三、疾病存在的真实性是完全可以说明的

“根据脉搏、体温、呼吸、听力、脸色、神经症状或痉挛症状、生理欲念减退等等得出的外部征候，以各种不同的组合构成不同的、或多或少有区别的，或者有强烈表现的画面……一种疾病应该被视为一个从

---

① 孔狄亚克：《论人类认识的起源》，第109页。

② 同上。

③ 德摩西-德莱特：《论分析在促进医学方面的应用》(Demorcy-Delettre, *Essai sur l'analyse appliquée au perfectionnement de la médecine*)，巴黎，1810年版，第102页。

头至尾不可分割的整体，一组有规律的独特症状和一个由不同阶段组成的系列。”[①] 问题不再是判断**通过什么**才能够辨认疾病，而是如何在文字的层次上复原涵盖整个疾病过程的历史。疾病彻底地存在于症状之中，与此相对应的是病理存在借助于一种描述性语言的句法而具有的那种无障碍的透明性：疾病的结构与包围它的文字形式的结构具有一种基本的同构性。这种描述行动理所当然是“对存在的捕获”，反过来，如果存在不屈从于一种语言的统治（这种语言就是事物的言语本身），那么存在就不会让人通过症状现象即基本现象看到它。在分类医学里，疾病的性质和对它的描述如果不经过一个中间阶段，构成一幅二维“画面”，就不可能互相对应；在临床医学中，**被看到**和**被说出**则直接在疾病的现象真实中沟通，这种现象真实就是疾病的全部**存在**。疾病只是存在于可见的、因此可陈述的因素里。

临床医学利用了孔狄亚克所谓的感知行动与语言因素之间最基本的关系。与哲学家的分析一样，临床医师的描述提供的是意识活动与征候之间自然关系所提供的东西。此外，在这种再捕获中，自然链条的秩序得到了说明；语言的句法不仅没有败坏时间的逻辑必然性，而且还恢复了它们最原始的表述（articulation）：“分析就是按照一种前后序列观察一个对象的特质，目的在于把它们存在于其中的同时性秩序归还给它们……但是这种秩序是什么呢？自然本身显示了它；自然在这种秩序中呈现对象。”[②] 真实的秩序与语言的秩序完全一样，因为二者都在恢复时间的必然而可陈述的形式，即**话语的**（discursive）形式。疾病的**历史**曾经被索瓦热赋予了一种模糊的空间意义，而现

① 皮内尔：《临床医学》（*La médecine clinique*），巴黎，1815年第3版，导言，第Ⅶ页。

② 孔狄亚克，转引自皮内尔：《哲学疾病分类法》（*Nosographie philosophique*），巴黎，共和六年版，导言，第Ⅺ页。

在则获得了一种时间向度。时间**过程**在这种新知识结构中所承担的角色正是疾病分类画面的平面空间在分类医学中的角色。

自然与时间之间的对立，显现物与宣示物之间的对立已经消失了；疾病的本质、其症状和其征候之间的区分也消失了；疾病原来是以退缩的方式在一定距离之外显露自己，以遥远而不确定的方式暴露自身的秘密，现在这种运作和距离也消失了。在那种迂回的结构中，可见物使疾病变成不可见的，不可见物使疾病变成可见的；现在疾病从这种结构逃脱出来，使自己消散在大量可见的症状中，而后者将疾病的意义毫无遗漏地宣示出来。医学场域再也不会有这些或隐或现的沉默的疾病物种；它将要对某种事物开放：这种事物所使用的语言，无论其存在本身还是其意义，都是与译解它的凝视相互依存——这种语言的被读解与读解是密不可分的。

作为意识形态的一个同构物，临床经验给它提供了一个直接的应用领域。实际情况并不是像孔狄亚克设想的那样：医学回到被感知事物的经验层面；在临床经验中，与在哲学分析中一样，现实的框架其实是仿照语言的模式设计的。临床医师的凝视与哲学家的反思具有相似的权力，因为二者都预设了一种恒等客观性结构，在这种结构里，存在的整体完全消散为现象，现象既是它的能指，又是它的所指；在这种结构里，可见物与显现物在一种至少是潜在的同一性中相聚；在这种结构里，被感知物与可感知物可能在一种语言中被完全复原，这种语言以严格的形式说明自身的起源。医生的话语性、反思性感知与哲学家对感知的话语性反思在一种完全的重合中相聚，因为**世界对于它们来说是语言的模拟物**。

医学作为一种不确定的认识，是一个古老的主题，18世纪对此尤为敏感。这在医学技术与关于无生命事物的认识之间的对立中可以看到。最近的历史强化了这一点。“人的科学关注的是一个过于复杂的对象，它包含了大量过于纷繁的事实，它处理的是过于微妙、过于庞杂的因素，这些因素给它造成了无数组合，使它无法让它们具备物理学和数学的那些统一性、明显性和确定性。”① 不确定性既是对象复杂性的特征，又是科学不完善性的特征；除了自身的极端狭窄与资料的过分丰富之间的关系外，医学的推测性质没有任何客观基础。

18世纪在其最后几年用这种缺陷反而制造出一种实证的认识因素。在拉普拉斯② 时代，无论是在他的影响下还是在相似的思想发展中，医学发现这种不确定性是可以通过分析来处理的，可以把它视为一些可分辨的确定性程度的总和，从而可以进行严格的计算。因此，这个从与数学知识相对的传统角度看含混消极的概念就有可能转变为一种实证概念，可以让计算技术大显身手。

这种概念转化具有决定性的意义：它使一个领域向研究工作开放了，其中每一个事实都可以被观察、分离，然后与其他事实加以比较，每一个事实都可以在事件的系列中找到位置，而这些事件的集中和分散在原则上是可以度量的。它把每一个感知到的因素都视为一个**记录到的事件**，把它所置身其中的不确定的演变视为**偶然系列**。它赋予临床场域一个新的结构：被关注的个人与其说是病人，不如说是可无限繁殖的病理事实，在所有患类似疾病的病人身上都可以看到；多重的观察不再是单纯的确认或辩驳，而是渐进的、在理论上是无限的收敛聚焦；时间不再是具有掩盖功能的不可预见的因素，并且

---

① 迪马：《论人的科学的未来进展》(*Discours sur les progrès futurs de la science de l'homme*)，蒙彼利埃，共和十二年版，第27至28页。

② Laplace，法国数学家、天文学家（1749—1827）。——译注

通过一种有预见的知识来进行统治，而是一个有待整合的维度，因为它把一个系列的因素引入自己的过程，使自己具有同样多的确定度。通过引进概率论思想，医学就彻底更新了其领域的**感知价值**：医生注意力只能在这个空间内运作，这个空间就变成了一个无限的空间，由可分离出来的事件组成，这些事件的连带形式就是系列秩序的形式。疾病物种与患病者、封闭的空间与不确定的时间之间的简单辩证关系在原则上瓦解了。医学不再试图观看有感觉的个体背后的本质真实；它所面临的任务是，理解一个开放领域的事件，以至无穷。这就是临床医学。

但是，在这个时期，这种图式尚未从根本上确立，尚未经过深思熟虑，尚未用一种绝对严密的形式建构起来。它与其说是一种完整的结构，不如说是一组堆放在一起、找不到基础的结构性主题。如果说在前面的构型（征候-语言）的情况里，一致性尽管经常是半隐半现的，却是实在的，那么在这里，概率虽然不断地被当作解释方式或证明方式，却仅仅达到很低的一致性。其原因不在于数学的概率理论本身，而在于应用它的条件：当医院场域依然处于医学经验的边缘时，像清点人口或一系列天文事件那样清点生理事实或病理事实，在技术上是行不通的，因此这种做法常常仿佛是一幅漫画或一面哈哈镜。如果概率在医学概念中取得支配地位，那就暗含着一个医院领域的合法化，反过来，这种医院领域只会被已经具有概率概念的思想承认是一种经验空间。由此导致了计算确定性时的不完善性、不稳定性和片面性，而且这种计算为自身找到的是一个含混的基础，与其固有的技术意义相矛盾。因此，卡巴尼斯试图用一个从技术和理论角度看都属于较早时期的概念来论证那些尚在形成中的临床医学的工具。他放弃了旧的不确定性概念，仅仅是为了恢复一个好不到哪里的概念，即自然本身是一种不严密的、随意的混合。这种混合“使得任何事物都不具有严格的精密性：它似乎是想给自己保留某种行动自由，以便赋予它所推动的各种运动一种有规则的自由，使之绝不会偏离秩序，但也使之更变化多端，更有魅力”[1]。但是，这段文字的关键性结论部分是它的注释：“这种行动自由完全对应于医学在实践中可能拥有的东西，或者说前者给后者提供了尺度。”被卡巴尼斯归因于自然本身运动的这种不严密性不过是一个留给感知个案（病例）的技术框架来填补的虚空。这种填补过程有如下几个主要阶段：

一、**组合的复杂性**。18世纪的疾病分类包含着这样一种经验构型，即无论现象的具体呈现是多么混杂，它们都在某种程度上直接地与疾病本质相联系，而疾病本质的归纳程度越高，复杂性就越低：“纲”比“种”更简单，而“种”总是比实际显现的疾病更简单，后者在每一个具体的人身上有各种现象和各种变异。到18世纪末，根据一种与孔狄亚克类似的经验界定，简单性不是存在于本质的共相中，而是存在于现象的原始层次，存在于少量反复出现的因素中。真正能够让人理解的本原不是概念模糊的热病“纲”，而是在每一个具体病例中构成热病的那些少量要素。简单形式的多样化组合就构成了经验的多样化：“在每一个新病例中，人们可能会认为将遇到新的事实；但是它们不过是另外一种组合，具有另外一种微妙的差异：在病理状态中，只存在着少量基本事实；其他种种都是出自它们的组合，出自它们的程度差异。这些事实出现的次序、它们的重要性、它们彼此之间的各

① 卡巴尼斯：《论医学的可信程度》，第125页。

种关系，足以造成疾病的一个变种。”[①] 那些不可控制的变异曾经干扰本质的真实，迫使我们只能通过忽略不计和进行抽象的认识行为来译解它们。现在，每个病例的复杂性再也不用归因于这些变异了；只要人们遵循着组合的各种原则来分析它，也就是说，只要人们能够界定它的各种组合因素和那种组合形式，人们就可以通过它本身来把握和认识它，完全忠实于它所展现的一切。认识行为将因此再现把自然联系起来的运动。此外，正是在这种意义上，对生命的认识和生命本身都服从同样的发生法则——如果说在分类医学思维中只有一次这样的巧合，而且是出现在宗教知性中，那么现在认识的进步就与生命的演进具有相同的起源，也置身于相同的经验性生成（devenir）[②]过程中：“大自然希望我们的认识来源与生命的来源完全一致；我们必须接受印象，才能认识”[③]；此外，无论在哪里，发展法则都是这些因素的组合法则。

二、**相似原理**。要素组合之研究揭示了共存或接续的相似形式，正是这些相似形式使人们有可能辨认症状与疾病。分类医学也利用它们来译解病理现象：人们可以从不同的病例中发现相似的紊乱，正如可以从不同的植物中发现它们的繁殖器官的相似外表。但是这些相似仅仅与无生命的形态学资料有关：它涉及的是基本轮廓可重叠的被感知形式，“一种不活跃的恒定不变的物体状态，与机能的实际性质不相符合的状态”[④]。临床凝视为了在不同病人身上识别

① 卡巴尼斯：《论医学的可信程度》，第86至87页。
② 英文作becoming。——译注
③ 卡巴尼斯：《论医学的可信程度》，第76至77页。
④ 奥蒂贝-凯耶：《论相似性在医学中的运用》，第13页。

出征候与症状，关注相似性，但它们则是另外一类相似性；它们“是由一些关系构成的，首先是某一疾病的各个组成部分之间的关系，其次是已知疾病与有待认识的疾病之间的关系”[①]。基于这种理解，相似不再是因某种紧密的亲缘关系造成的相像，后者越远离基本本质就越模糊；相似性乃是要素间关系的一种同构性：它涉及的是一种关系与互动体系，一种机能运作或机能障碍。例如，呼吸困难是一种现象，是可以在肺痨、哮喘、心脏病、胸膜炎、坏血病等中看到的同一形态，但是如果给这种相似性赋予太多的重要性，就可能引起误导和造成危险：真正能使人识别一种症状的相似性是与其他机能或其他紊乱相联系的：肌肉无力（可见于水肿），面色青紫（与各种阻塞现象相似），皮肤上出现斑点（类似天花），牙床红肿（类似因牙垢存积导致的现象），等等，构成一幅图像，不同因素的同时存在表明了坏血病特有的机能互动关系[②]。正是这些关系的**相似性**使人们有可能从一系列疾病中**识别出**一种疾病。

进一步看，在同一种疾病里，在同一个病人身上，相似性原则也使人能够界定整个疾病的独特性。18世纪的医生依靠交感概念，不分青红皂白地使用“并发症”概念。他们只要从外显的症状中抽取出所有与本质真实相矛盾的因素，将它们说成干扰因素，就可以找到疾病本质了。例如，胃热病（发烧、头疼、口渴、上腹部不适）尽管伴有虚脱、大便失禁、脉搏微弱间歇、吞咽困难，但依然符合其本质，只是被描述成“并发”了一种“无力性热病”[③]。如果严格地使用相似性，就

① 奥蒂贝-凯耶：《论相似性在医学中的运用》，第30页。

② 布律雷：《医学推测法》（C. -A. Brulley, *De l'art de conjecturer en médecine*），巴黎，1801年版，第85至87页。

③ 皮内尔：《临床医学》，第78页。

可能避免这种区分和组合时的武断。在同一个疾病整体中，一种症状与另一种症状之间的某种相似可以体现在它们与“引起它们的内外原因”的关系中①。例如，许多疾病分类学者把胆汁性胸膜肺炎视为一种并发症：但是如果人们看到“胃病”（包括消化道症状和上腹部疼痛）与肺器官发炎及其造成呼吸紊乱之间存在着一种同源关系，虽然二者属于不同的症状区域，表面上出自不同的疾病本质，人们也会赋予这种疾病一种同一性：是体现单一实体的一贯性的一种**复杂形象**，而不是由混杂本质组成的**混杂现实**。

三、**对频率的感知**。医学认识的确定性完全与被检查的病例数量成正比；这种确定性“只有在人们从大量充分的或然性中抽取它时才能最终确立”；但是，如果没有对足够多的病例进行“严格的推导”，知识“将停留在一堆猜测与或然性上；它只不过是各种观察的简单表达”②。医学的确定性不是基于**对个体性事物**（l’individualité）**的彻底观察**，而是基于**对大量个别事实的彻底扫视**。

正是借助本身的众多数量，系列就成为一种聚敛指数的载体。索瓦热把咯血归入出血症，把肺痨归入热病——这种区分是按照任何症状并发都不能动摇的现象结构做出的。但是，如果肺痨-咯血组合（虽然根据个别病例、环境、阶段可以做许多区分）在整个系列中达到某种数量上的密度，它们的联系就将超出任何偶然的遭遇，超越任何障碍，甚至超出现象的表象，变成一种实质性关系：“正是通过研究最频繁的现象，思考它们之间的关系和它们有规律的接续次序，人们

① 奥蒂贝-凯耶：《论相似性在医学中的运用》，第31页。
② 迪马：《论人的科学的未来进展》，第28页。

发现了一般自然法则的基础。”①

个别的变异会在整合中被自动抹去。在分类医学中，这种对独特变化的涂抹完全由一种积极的运作来确保完成：为了达到本质的纯粹性，首先必须占有它，然后利用它来泯灭过于丰富的经验内容；必须通过一种预先的选择来“区分其中的恒定因素和可变因素，本质事物和纯粹偶然的因素”②。在临床经验中，变异没有被置于一旁，它们自动地分离出来；它们被整合进或然性领域，因此在总体构型中相互抵消；无论它们可能多么“出人意外”或“异乎寻常”，但它们从未超出界限；异常也是规律性的一种形式：“对怪物或人类畸形的研究使我们认识到自然的丰富资源以及自然所能允许的偏差。”③

因此，我们不应该想象有一个理想的、超越的观察者，认为实际的观察者在某种程度上可以逼近这种理想的天才和耐心。唯一标准的观察者是全体观察者：他们从各自角度观察所产生的错误被分散在一个拥有指正力量的整体中。正是它们的歧异性在互相交叉而形成的核心显示了一种不可否认的同一性的剖面：“不同的观察者绝不会以相同的方式观看同一个事实，除非自然确实以同一方式把这个事实展示给他们。”

观念是以模糊的方式和大概的语言四处流传的，人们从中可以看到错误、偏差、界限和平均值的流传。所有这些观念都显示，医学场域的可见性具有一种统计学结构，医学把它的感知场域视为一个事件领域，而不是一个疾病物种的花园。但是，一切都还没有成形。此

① 杜布雷：《普通征候学》(F. -J. Double, *Séméiologie générale*)，巴黎，1811年版，第1卷，第33页。

② 齐默尔曼：《论医学经验》，第1卷，第146页。

③ 杜布雷：《普通征候学》，第1卷，第33页。

外,有意思的是,这种情况发生在为计算一种医学概率而付出的努力中,虽然这种努力失败了,但造成这种失败的原因将要浮现出来。

原则上,这种失败的原因不在于无知,也不在于过于肤浅地利用数学方法[①],而在于场域的组建。

四、**确定性程度的计算**。"如果有朝一日人们发现一种概率计算方法可以适用于医学和生理学中的复杂对象、抽象观念、变动因素,那么人们很快就会获得科学所能达到的最高程度的确定性。"[②]这里所说的是一种计算方法,这种方法一开始就适用于观念领域,既是将观念分解为构成要素的原则,又是对频率进行归纳的方法;它以一种含混的方式表现为逻辑和算术方法对近似性的分解。实际上,问题在于18世纪晚期的医学根本不知道自己所涉及的对象究竟是一系列事实还是一组征候、症状和表象。前者的出现和汇聚法则只需通过对重复现象的研究就可以确定,而后者的一致性则需要在一种自然结构中寻找。医学始终在**现象病理学**与**病例病理学**之间摇摆不定。这就是为什么概率计算会立即与对症状因素的分析混淆起来:作为图像因素的征候很奇怪地被视为理所当然地带有一个概率系数。但是,使它具有征候价值的,不是对病例的算术运算,而是它与某组现象的联系。在一种数学表象下,人们测定的是一种形态的稳定程度。人们通过一种粗糙的数学计算,用数学家的"确定性程度"一词表示一种蕴涵(implication)的必然性程度。

我们通过一个简单的例子就可以了解这种根本性混淆的性质。

① 例如,布律雷就十分熟悉贝努伊、孔多塞和格拉夫桑迪(S'Gravesandy)的著作。见布律雷:《医学推测法》,第33至37页。

② 迪马:《论人的科学的未来进展》,第29页。

布律雷在《医学推测法》中重申了雅克·贝努伊总结的原则：全部确定性可以被“视为一个可以被人们随心所欲地细分成许多或然性程度的总和”[①]。例如，一个妇女怀孕的确定性可以分成八种程度：月经中断；第一个月恶心呕吐；第二个月子宫变大；第三个月子宫变得更大；子宫伸展出耻骨；第五个月整个下腹部突出；胎儿自发运动，踢子宫内壁；在最后一个月之初，胎儿摇摆移动[②]。因此，每一种征候都具有八分之一的确定性：前四种相继出现，就构成了二分之一的确定性：“它们构成一种疑问，同时也可以被视为一种平衡”；然后就开始真的有可能了[③]。这种蕴涵的算术不仅适用于医生做出治疗指示，而且也适用于对征候做出诊断。有一个病人找布律雷想做手术切除一块结石；对于手术来说，有两个“有利的或然性”：膀胱的状况良好，结石不大；但是也有四个不利的可能性：“病人已经六十多岁；他是男性；他属于胆汁性体质；他有皮肤病。”而病人不愿听这种简单的算术运算，结果在手术中丧生。

人们指望个案算术能够使逻辑结构保持平衡；但是在现象与所指之间的联系与事件和事件所属的系列之间的联系并不相同。只是因为医生一贯使用的分析方法所具有的暧昧性质，才使这二者混淆在一起：“如果没有分析的标记性线索，我们常常不能在迷宫中找到通向真理圣殿的道路。”[④]但是，分析方法是按照数学的**认识模式**和意识形态的**工具性结构**来确定的。作为一种工具，它被用于界定整

---

① 布律雷：《医学推测法》，第26至27页。

② 同上书，第27至30页。

③ 同上书，第31至32页。

④ 鲁谢-德拉特：《观察技巧教程》（Rouchet-Deratte, *Leçons sur l'art d'observer*），巴黎，1807年版，第53页。

个复杂的蕴涵体系:"我们用这种方法来解剖一个对象、一个完整的观念;我们分别检查各个部分,首先是最重要的部分,然后是不那么重要的部分,最后是它们之间的关系;我们就逐步获得最简单的观念";但是,与其数学原型一样,这种分析被用于确定一个未知事物:"我们检查其组成方式和运作方式,然后根据已知情况推导出未知事物。"①

塞尔认为,临床医学不过是"在病人床边的医学实践",因此它与"严格意义上的实用医学"是一码事②。临床医学不仅仅是古老的医学经验主义的复活;它本身是实际具体的生命,是分析方法的首次运用。此外,虽然它与体系和理论相对立,但是它承认自己与哲学的直接血缘关系:"为什么要把医生的科学与哲学家的科学分割开来?为什么要把具有相同起源和相同目标的两种研究区分开来?"③临床医学通过把语法结构与或然性结构引进病理领域而成为在哲学上"可见的"场域。这些结构具有历史的起源,因为它们与孔狄亚克及其后继者们同时存在。它们使医学感知摆脱了本质与症状之间的游戏,摆脱了疾病物种与个人之间同样暧昧的游戏:这种游戏是按照病人既掩盖又揭示自身疾病的特异性这一原理来转换可见性和不可见性——这样一种图像就此消失了。一个明显可见的领域向凝视敞开了。

但是,这个领域本身和使之基本上变得明显可见的东西之间不是有着双重的协调关系吗?它们不都是基于相互重叠又相互躲避的

① 鲁谢-德拉特:《观察技巧教程》,第53页。

② 塞尔:《自然研究导论》(Selle, *Introduction à l'étude de la nature*)法译本,巴黎,共和三年版,第229页。

③ 迪马:《论人的科学的未来进展》,第21页。

形式吗？语法模式虽然适应了征候分析，但依然是含蓄的，隐藏在概念运动的深层，没有形成正式的概括：这里涉及的是**各种可理解形式如何转换**的问题。数学模式总是明确的，并被公开使用；它是作为一种在它之外完成的概念进程的一致性原理呈现出来的：这里涉及的是**如何提供形式化的主题**的问题。但是，人们还没有如此意识到这种基本矛盾。此外，凝视安身于这种表面上解放了的领域，一度还显现为一种幸福的目光。

第七章
看 与 知

“希波克拉底鄙视一切理论体系，而完全致力于观察。只有循着他的足迹，医学才能不断地完善。”[①] 但是，临床医学在观察中发现的特权远远超过了观察的传统威望，而且在性质上也迥然不同。这些特权同时属于两种凝视：一种是先于一切干预、忠实于直接事物的纯粹凝视，在捕捉直接事物时毫不加以修改；另一种凝视是用一整套逻辑铠甲装备起来的，从一开始就祛除了毫无准备的经验主义的那种纯真性。我们现在应该描述这种感知的具体运作。

进行观察的凝视是极其克制的：它是沉默的，没有任何表示。观察顺其对象的自然；在它面前呈现的事物是毫无保留的。一旦人们消除了理论给理性设置的障碍和想象给感觉设置的障碍，与观察相对应的便绝不是不可见物，而永远是直接可见的事物。在临床医师的主题（thématique）里，凝视的纯粹性是与某种沉默紧密相连的，因

① 克利夫顿：《古代和现代医学状况》法文版译者前言。

为只有沉默才能使他倾听。各种体系的饶舌话语必须住嘴:“在病人床边,一切理论都会陷入沉默,甚至销声匿迹。”[①] 先于感知出现的想象能够发现虚幻的关系,并且使无法感觉的东西张嘴说话;这种想象也必须停止:“老练的观察者懂得在想象保持沉默、头脑极其平静时,等候着一种感官实际运作的结果,然后才形成自己的判断。而这样的观察者是多么罕见啊!”[②] 如果凝视能够沉默地停留在事物上,如果在它所观看的对象周围一切保持沉默,那么凝视将能真实地实现自己,将能接近对象的真理。临床凝视具有这种反常的能力:当它**感知一种景象**时,它会**听到一种语言**。在临床医学中,被显现的事物原本就是被说出的事物。临床医学与实验之间的对立同我们听到并因而确认的语言与我们提出的、甚至强加的问题之间的差异完全重合:“观察者……读解自然,他在体验着追询。”[③] 就此而言,观察和实验相互对立但并不相互排斥:只要实验是用被观察事物所推荐的词汇和语言来询问,观察就会很自然地导致实验;只有当实验提出的问题是对一种毫无疑义的回答本身——这种绝对的回答意味着没有任何在先的语言,因为严格地说,它是第一个词语——的回答时,这些问题才能有一个稳固的基础。杜布雷用因果关系表述的正是这种拥有不可超越的起源的特权:“观察不应该与经验混淆起来;后者是结果或效果,前者是手段或原因;观察会很自然地导致经验。”[④] 观察的凝视只是在双重沉默中才会显示它的能力:理论、想象以及其他能够成为

---

① 柯维萨尔(Corvisart)为奥恩布鲁格(Auenbrugger, 1722—1809, 奥地利医师。——译注)的《胸内科疾病新辨识法》法译本(*Nouvelle méthode pour reconnaître les maladies internes de la poitrine*)写的前言,见该书第Ⅶ页。

② 柯维萨尔:《胸内科疾病新辨识法》法译本前言,第Ⅷ页。

③ 鲁谢-德拉特:《观察技巧教程》,第14页。

④ 杜布雷:《普通征候学》,第1卷,第80页。

感知直接事物的障碍的东西的相对沉默；一切在可见事物的语言之前的语言的绝对沉默。在这种双重沉默之余，被观看的事物最终能被听到，而它们之所以能被听到，只是由于它们被看到。

这种凝视避免做出任何可能的干预，避免做出任何试验性决定，而且也不去修改对象。它由此表明，它的克制是与其铠甲的坚固密不可分的。对于凝视来说，为了成为应然之物，仅仅采取谨慎或怀疑态度是不够的；它所揭示的直接性只有当它同时也是其起源，即起点、构成原理和法则时才会吐露真理；因此，凝视应该恢复遵循一种发生过程而产生的事物的真理：换言之，它必须通过自己的运作来复制在构成运动中造就的事物。正是在这种意义上，它是"分析性的"。观察是概念内容的逻辑；而观察技巧似乎是"感觉的逻辑，它更具体地教授它们的运作和用途。总之，它是应付相关环境的技巧，是在客体向我们呈现时接受它们的印象的技巧，是根据印象推导出正确后果的技巧。逻辑是……观察技巧的基础，但是这种技巧应该被视为更多地依赖感觉来确定对象的那种大逻辑（Logique）的组成部分"①。

因此，我们可以初步地把这种临床凝视定义为由一种运作逻辑维持的感知行动；它具有分析功能，因为它能重现（事物）构成的发生过程；但是，它没有施加任何干预，因为这种发生过程完全是事物本身处于原始沉默状态时所使用的语言句法。观察的目光和它所感知的事物是通过同一个逻各斯（Logos）来传递的，这种逻各斯既是事物整体的发生过程，又是凝视的运作逻辑。

① 塞内比埃：《论观察与获得经验的技巧》（Senebier, *Essai sur l'art d'observer et de faire des expériences*），巴黎，1802年第2版，第1卷，第6页。

临床观察必须有两个彼此结合的领域：医院领域和教学领域。

在医院领域里，疾病事实以其独特性而作为一个事件出现在一系列事件之中。不久前家庭还是疾病真理以本来面貌安居的自然场所。现在人们发现了它的双重幻觉力量：疾病有可能被治疗、一种饮食安排、一种策略所掩盖，因为它们可能会干扰它；它被困在独特的物质环境中，从而无法与其他疾病进行比较。一旦人们从频率角度来确定医学认识，就不再需要一种自然环境，而需要一种中性领域；这个中性领域的所有部分都必须是一样的，这样才能进行比较；这个领域应该不加选择、毫无例外地向所有的疾病事实开放。在这个领域里，任何情况都可能发生，而且是以同样的方式成为可能。“两个各有一百到一百五十名病人的诊疗所提供了多少教学资源啊！……它们提供了多么丰富多彩的景观：各式各样的恶性和良性的热病、炎症，有的是在强壮体质中充分显现出来，有的则是以微弱的潜伏方式显现，此外还有因年龄、生活方式、季节以及某种道德情绪造成的各种形式和变化！”[①] 过去有人认为，医院引起疾病的变形，既造成病理上的紊乱，又造成疾病形式的紊乱。现在这种意见虽然没有遭到驳斥或冷遇，却被完全否定了，因为这些变形完全适用于所有的情况；因此，这就有可能通过分析把它们分离出来，分别给予处理；通过把地区、季节和治疗情况导致的变形置于一边，“人们就能够把某种程度的预测和精确性引进医院临床实践和一般的医学活动”[②]。因此，临床实践并不是一个疾病在那里自行显现并彻底暴露的神秘景区；这就使人们有可能通过经验用一种恒定的形式来整合医院中的各种变

① 皮内尔：《临床医学》，巴黎，1815年版，导论，第Ⅱ页。

② 同上书，第Ⅰ页。

形。分类医学所说的自然(nature)在这里被揭示出来，不过是异质的和人为的条件所造成的不连续性；医院的“人为”疾病使得各种疾病事件可以还原为同质性的；毫无疑问，医院领域并不具有展现真理的纯粹透明性；但是它特有的折射使得对真理的分析可以通过它的恒定性来进行。

通过变形与重复的无休止游戏，医院的临床实践使人们有可能把外在性事物置于一边。但是这种游戏也使人们有可能总结认识中的本质性事物：实际上，各种变异相互抵消，恒定现象的反复出现会自动地勾画出基本的结合情况。真理在这种反复形式中展现，由此指出了人们获取真理的可能之途。真理是在被识别的过程中被认识的。“学生……不能过多地接受各种变异反复出现的景象，他的特殊实践会在以后向他展示这种画面。”① 真理显现的过程也是认识真理的过程。因此，临床医学作为科学和作为教学，二者之间没有质的差异。在由老师和学生组成的一个小组中，识别与认识是在同一活动中完成的。就医学经验的结构及其显现和获取两个方面而言，它现在有了一个集体性主体；它不再分成有知识者和无知识者；它是由揭示者和观看者组成的一个整体。医学经验的陈述是相同的；疾病是用同一语言向二者诉说。

医学经验的**集体**结构，医院场域的**集体**性质——临床医学正是处于这两种整体的交集点；那种对临床医学进行界定的经验巡行于它们相互接触的表面和它们互相之间的界限。它从那里不仅吸取了用之不尽的资源，而且获取了自足而封闭的形式。临床医学是凝视

① 梅格里埃：《医科学生指南》(Maygrier, *Guide de l'étudiant en médecine*)，巴黎，1818年版，第94至95页。

与盘问交织对无限的事件领域的切割。在爱丁堡诊所，观察是由四类问题构成的：第一是病人的年龄、性别、气质和职业；第二是他的症状；第三是疾病的起源和演变；第四是更远的原因与既往偶发症状[①]。在蒙彼利埃使用的另一种方法则是对机体的所有可见变化进行全面检查："首先是身体的总体变化；其次是排泄物的变化；再次是机能运作指标的变化。"[②]皮内尔对这两种方式都提出批评：它们都漫无边际。他质疑第一种方式："在这么多的问题中，……怎么能捕捉到疾病的本质性特征？"他同样质疑第二种方式："症状的数量太庞杂了……！这不是要使我们陷入新的混沌之中吗？"[③]需要询问的问题数不胜数；需要观看的事物也无穷无尽。如果临床领域只是向语言的活动开放或只向凝视的愿望开放，它将没有任何界限，也将因此而没有任何结构。只有当询问和检查彼此联结起来，在相互交流的符码这一层次上界定医生与病人的"会面场所"时，才会有边界、形式和意义。最初的临床医学就力求通过三个手段来确定这种场所：

一、**观察过程中言说阶段与被感知阶段之间的交替**。在皮内尔设计的理想的询问程序中，第一阶段的基本指标是视觉的：人们观察实际外显的状态。但是，问询提纲已经保证了语言在这种检查中的位置；人们会注意首先冲击观察者感官的症状，但是马上就会询问病人自己的疼痛感觉，最后借助感知与言说、询问和观察的综合，察看重要的生理机能的状况。第二阶段是由语言以及时间、记忆、疾病发展和连续的偶发情况来支配的。首先应该叙述在某个时刻能被感知

① 皮内尔：《临床医学》，第4页。

② 同上书，第3页。

③ 同上书，第5页和第3页。

的事物（回想疾病侵袭的方式、症状的发生序列、其实际特征的出现情况，以及已经采取的治疗措施）；然后向病人或亲属询问病人的身体状况、职业和过去的生活状况。第三阶段的观察又是感知阶段；人们要从四个方面逐日记录疾病的演变：症状的演变，可能出现的新现象，分泌物的情况以及治疗措施的效果。最后一个阶段完全属于言语：规定康复期间的饮食方式①。在发生死亡的情况下，大多数临床医师——我们将会看到，皮内尔不那么情愿——给凝视保留了最后的、最具有决定性的权威，即进行尸体解剖。在言语与凝视这种有规律的起伏过程中，疾病逐渐地宣示了自身的真相，它把这种真相呈现给看和听，并因此成为一种文本，这种文本虽然只有一个**意义**（sens），但只能通过两种**感觉**（sens）恢复其毫无疑义的整体。这两种感觉就是凝视和倾听。这就是为什么没有检查的询问和没有询问的检查都注定是一种无穷尽的劳动：它们都不能填补另一领域的空白。

二、**确定凝视与语言之间相关联系的形象的尝试**。临床医师所遇到的理论和实践问题是，是否能把疾病中属于可见症状学并且可用言语分析的因素引进空间清晰可辨、概念前后一致的再现画面（représentation）。这个问题是在一种技术性困难中显现出来的，而这种困难恰恰揭示了临床思维的要求：如何制定**图表**（tableau）。是否有可能把临床医师的眼睛在身体表面感知到的东西和他在疾病的基本语言中听到的东西整合进一幅图表，即既是可看的又是可读的，既是空间性的又是语言性的结构中呢？或许，在众多尝试者中最真诚的莫过于福代斯了：他用横坐标包容了表示气候、季节、流行病、病人

① 皮内尔：《临床医学》，第57页。

气质、特异反应、患病体型、年龄以及既往偶发症状的各种记号；他在纵坐标上根据症状出现的器官或机能（脉搏、皮肤、体温、肌肉、眼睛、舌头、嘴巴、呼吸、胃、肠、尿）对症状进行分类[①]。很显然，这种在可见物与可陈述物（énonçable）之间所做的功能区分以及它们在一种解析几何学神话中的相关联系，在临床思维中是毫无用处的；这种尝试只具有该问题的资料价值，以及对有待联系起来的词语有意义。皮内尔制定的图表显得更简单一些，其实它们的概念结构更微妙。与福代斯的图表一样，皮内尔的纵坐标包容了疾病呈现给知觉的各种症状因素；但是在横坐标上，他显示的是这些症状可能具有的含义价值。在急性热病中，上腹部疼痛、头疼和强烈的干渴，都被归入胃部症状学；虚脱和腹部紧张则表示无力症；四肢疼痛、舌干、呼吸急速，尤其是夜里的发作，是胃部疾病和无力症二者的征候[②]。这样，每一种可见的片断都具有了某种含义价值，当然，图表也在临床认识中承担一种分析功能。但是，很显然，这种分析结构不是这种图表派生出来的，也不是它揭示出来的；这种分析结构先于图表，而且每一种症状与其症状学价值之间的相关性是在**一种**根本**前提**（a priori）中一劳永逸地确定下来的；除了表面上的分析功能，图表的唯一作用就是在已经给定的概念构型内部对可见物加以分类。因此，这不是一项建立相互联系的工作，而纯粹是在预先规定的概念空间中根据可感知程度对已经给出的事物进行分配。它不会提供新的知识；它至多是使识别成为可能。

---

① 福代斯：《论医学观察新方案》（Fordyce, *Essai d'un nouveau plan d'observations médicales*）法译本，巴黎，1811年版。

② 皮内尔：《临床医学》，第78页。

三、**关于一种详尽描述的理想**。这些图表的独断性或复述性外表把临床思维引向可见物与可陈述物之间相关性的另一种形式，即完全忠实的描述。“完全”在这里有双重意义：在与对象的关系方面它必须确实是没有任何空隙的；在描述对象的语言中，它不允许有任何偏差。描述的**严格性**应该是陈述的**精确性**与命名的**规律性**二者的产物：按照皮内尔的说法，这是“博物学的其他部门已然遵循的方法”[①]。因此，语言就承担起双重功能：根据其精确性价值，它要在可见物的每个部分与相应的可陈述因素之间建立尽可能准确的相关联系；但是，这种可陈述因素在自身承担的描述角色范围内行使着一种命名功能：用一套固定不变的词汇发出声音，从而主宰着一个整体内的比较、概括和定位。正是凭借着这双重功能，描述工作确保了“在上升为一般见解的过程中应有的明智与保留，没有让现实沦为抽象的词语”，并且确保了这样一种分配：“简单、有规律，而且永远以结构关系或各部分的有机功能为基础。”[②]

正是在这种从**可见物整体**向**可陈述物的组合结构**完全彻底的转变中，最终实现了幼稚的几何学图表建构所不能提供的那种对被感知事物的意义分析。正是描述，或者更准确地说，正是描述中隐含的语言活动主宰了从症状向征候的转变、从病人向疾病的转变、从具体个人向概念的转变。而且，由于描述的自发性质，疾病事件的随机领域与它们表现自己真实秩序的教学领域之间的联系也得以形成。描述就意味着追寻现象的排列秩序，也意味着追寻现象产生过程的可识别序列；这既是观看，同时也是认识，因为人们在说看到什么时，也

① 皮内尔：《哲学疾病分类法》，导论，第Ⅲ页。

② 同上书，第Ⅲ至Ⅳ页。

就自动地把它整合进知识里；这也是在学习观看，因为这意味着正在把进入一种能够驾驭可见事物的语言的钥匙交给学习者。因此，不应该像某些过于性急的医生那样[①]，到计算语言那里寻找“完善的语言”这一被孔狄亚克及其后继者推崇的科学认识的理想，而应到**度量语言**（langue mesurée）那里去寻找。后者既是它所描述的事物的尺度，又是用以描述的语言的尺度。因此，建构医学语言的算术结构的梦想必须被取代，代替它的乃是对某种内部尺度的探求。这种尺度应该既忠实又稳定，对于各种事物不分轩轾，在运用语义价值时又是极其严格的。“描述事实的技巧是医学的最高技巧：任何东西在它面前都黯然失色。”[②]

在临床医学思想制定其方法和科学规范的种种努力之上，笼罩着一个巨大的神话：存在着一个本身也是纯粹语言的纯粹凝视，它是一只会说话的眼睛。它能够扫视整个医院场域，捕捉和收集其中发生的每一个事件；当它进行度量时，当它看得越来越清楚时，它就会变成陈述和教诲的言语；事件在反复和汇聚的过程中，在它的凝视下勾画出真理的轮廓，真理则因为这种凝视和按照原本的秩序被保存在教学形式中，留给那些没有认识到它和尚未看到它的人。这种会说话的眼睛将成为事物的仆人和真理的主人。

不难理解，继那种绝对开放的科学与实践的革命性梦想之后，某种医学神秘主义会重新兴起。这种医学神秘主义围绕着这样几个主题：人们现在仅仅是因为懂得了那种语言才看见了可见物；事物是向深入了解词语的封闭世界的人呈现的；如果这些词语与事物相

① 参见本书第六章。

② 阿马尔：《学术团体》（Amard, *Association intellectuelle*），巴黎，1821年版，第1卷，第64页。

互交流，那是因为它们遵守着它们的语法所固有的规则。这种新神秘主义的结构、意义和用途都不同于莫里哀剧本中医生说的拉丁语。后者不过是让人听不懂，从而在语言结构的层面上维护职业特权；现在则是用准确的句法和艰深的语义习惯来设法操作和支配事物。在临床医学中，描述并不意味着把隐藏的或看不见的事物置于没有直接接触它们的那些人可以理解的范围之内；它的真正意义在于使被人们熟视无睹的事物说话，而这种言语只有进入真正言语之门的人才能理解。"无论人们对这种微妙事情提出什么告诫，这种告诫永远超出大众的理解。"① 在这种理论结构的层次，我们再次遇到已经可以在当时的制度形式中找到的"秘传入门"主题②：我们已经接触到临床经验的核心了——事物真相的**显现**形式，**进入**事物真理的方式。这正是大约四十年后布伊奥所宣称的不言自明的老生常谈："临床医学既可以被视为一门科学，又可以被视为医学教学的一种方式。"③

一种倾听的凝视和一种言说的凝视：临床经验代表了言说与景观处于平衡状态的时期。这是一种不稳定的平衡，因为它是立足于一种可怕的假设上：凡是**可见的**事物都是**可以表述的**，而且，因为它是可以**完全表述**的，所以它是**完全可见的**。但是，可见物在可表述形式中的彻底转换在临床医学中依然只是一种要求和极限，而不是一种初始原则。彻底的**描述**是一个既在眼前又不断后退的地平线；它与其说是一种基本的概念结构，不如说是一个梦想。

这里只需提出一个简单的历史原因：作为临床医学认识论的范

① 阿马尔：《学术团体》，第65页。

② 参见本书第五章。

③ 布伊奥：《医学哲学》(Bouillaud, *Philosophie médicale*)，巴黎，1831年版，第244页。

型，孔狄亚克的逻辑是不能允许那种使可见物与可描述物完全一致的科学存在的。孔狄亚克的哲学本身是逐渐地从原始印象分析转向符号运算逻辑，然后又从这种逻辑转向建构一种集语言与计算于一身的知识：在这三个层次上都使用**要素**概念，但每一次都有不同的意义，因此虽然这个概念在整个反思过程中维持了一种暧昧的连续性，但是它没有一个确定的、一贯的结构。孔狄亚克从来没有从要素中引申出一种普遍的逻辑——无论这种要素是知觉方面的，还是语言方面的或计算方面的；他始终在两种运作逻辑之间摇摆不定：发生的逻辑和计算逻辑。由此产生“分析”的双重定义：从一方面看，分析就是把复杂的观念化简为“构成它们的简单的观念，并追寻它们的发生过程”①；从另一方面看，分析就是“通过某种计算，即通过对观念的组合与分解并且用一种最佳方式将它们与已知发现加以比较”来探寻真理②。

这种暧昧性对临床医学的方法产生了影响，但是这种方法经历的概念“斜面”恰与孔狄亚克的思想发展相反：起点和终点完全颠倒过来。

它是从计算的必要性又回到发生的首要性；它首先将可见物与可陈述物的相等关系定义为一种**普遍的**严格计算，然后赋予上述假设一种意义：完整彻底的**描述**。基本运算不再是如何进行组合，而是如何实现句法转换。这种做法依然是孔狄亚克的思路，只是方向相反。在这方面最典型的莫过于卡巴尼斯的思想，如果与布律雷的分析相比较，就更明显了。布律雷希望“把确定性视为一个可以被

① 孔狄亚克：《论人类认识的起源》，第162页。
② 同上书，第110页。

人们随心所欲地细分成许多或然性程度的总和”。“因此,一种或然性就是确定性的一种程度、或然性的一个部分,它与确定性的差别就像部分与整体的差别”[①];因此,医学的确定性应该是通过或然性的组合来获得;在规定了这种组合的规则后,布律雷宣称,他不想走得更远了,应该把阐明这个问题的任务交给一个名气更大的医生,因为他自己很难完成这个任务[②]。从各种情况看,卡巴尼斯很可能就是他所说的那个名气更大的医生。因为在卡巴尼斯的《医学的革命》一书中,科学的确定形式不是由一种计算来界定的,而是由一种偏重表述价值的组织结构来界定的;问题不在于制定一种计算方法,以便从可能性推进到确定性,而在于确定一种句法,以便从感知的因素推进到连贯的话语:“因此,科学的理论部分应该是关于分类系列以及构成这种科学的各种事实之间关系的简单陈述;可以说,它应该是科学的概括表述。”[③]此外,即便说卡巴尼斯在医学大厦中为概率计算找到一席之地,它也只是整个科学话语大厦众多因素中的一个因素。布律雷全身心地投入到《计算语言》这种层次;卡巴尼斯虽然也引用这部著作,但从认识论的角度看,他的思想属于《论认识的起源》这一层次。

有人或许认为,事物本来就在那里摆着,而且,在可见物的结构与表述形式的句法规则之间可能达成一种无可争议的平衡。那一代的临床医师也确实持这种看法。但是,这不过是一个短暂的沉醉时期,一个没有任何未来的黄金时代:看、说、通过说出所见之事来学习

① 布律雷:《医学推测法》,第26至27页。

② 同上。

③ 卡巴尼斯:《医学革命与改革之一瞥》(*Coup d'oeil sur les Révolutions et la Réforme de la médecine*),巴黎,1804年版,第271页。

如何观看，这些行为是在直接透明的状态中相互沟通；因此，经验理所当然就是科学；“认识”是与“学习”同步进行的。凝视居高临下地读解着一种文本，它从中毫不费力地收集明晰的言语，以便用另一种等值的话语来复原它们：由可见物提供的这种言语自动地呈现给人们观看，而且不引起任何改变。在这种君王般的活动中，凝视再次捕捉到它原先已经安置在自己的感知场域中的那些可见结构。

但是，这种透明的普遍化形式留下一块晦暗之处，即语言的地位，而语言是要素体系中最不可少的要素，它应该是它的基础、它的证明，同时又是它的灵敏工具。这种缺陷——孔狄亚克的逻辑中也出现同样的情况——就使得许多旨在掩盖这一场域的认识论神话乘虚而入。但是这些神话已经把临床医学引入一些新的空间。在那些空间里，可见物变得越来越浓密浑浊，凝视面对的是模糊不清的物团、无法辨识的形状，以及黑色石头般的肉体。

一、**第一个认识论神话是关于疾病的字母序列结构。**18世纪末，在语法学者看来，在解构一种语言时，字母表是理想的分析图式和终极形式；因此，它也是学习这种语言的方式。这种字母表观念几乎原封不动地移植到临床凝视的定义中。人们可能观察的最小片断，即人们必须当作出发点而且在回溯时只能到此为止的单位，乃是人们获得的关于某一病人的独特印象，更准确地说，是关于这个病人的某一症状的独特印象。它本身没有任何意谓，但是如果它与其他因素结合起来，它就具有了意义和价值，并且开始说话：“个别孤立的观察结果与科学的关系，一如字母和单词同话语的关系；话语只能建立在字母与单词的汇聚之上，因此，只有先研究和思考这些字母和单词的结构与价值，才能正确地实际应用它们；可以说，这种方法也适用于观察。”① 疾病的字母序列结构不仅保证人们总能回到这种“不可逾越的”要素，而且确保这些要素只有极其有限的数量。真正显得庞杂的，不是第一印象，而是它们在一种疾病中的各种组合：正如“被语法学者归入辅音名下的少量变化”就足以赋予“情感的表达以思想的精确性”，对于疾病现象来说也同样如此，“在每一个新的病例中，我们会觉得我们面对的是新的事实，其实它们不过是新的组合。在疾病状态中，从来只有少数几种基本现象……它们出现的次序、它们各自的重要程度以及它们之间的各种关系就足以产生出变化无穷的疾病”②。

二、**临床凝视以唯名论的方式对疾病的本质进行归纳。**由于疾病是由字母组成的，因此疾病除了组合秩序之外没有其他的存在方式。它们的各种变形最终都可以还原成几个简单的单位，而且所有凭借它们建构起来并且在它们之上的东西不过是名称。这是双重意义上的名称：一种意义是唯名论者在批评抽象一般存在的实质现实性时使用的那种意义；它在另一种意义上近似于一种语言哲学，因为疾病存在的构成形式是一种语言学的形式。相对于个别具体的存在，疾病纯粹是一个名称；相对于构成它的个别孤立因素，它则具有称呼行为所具有的严整结构。询问一种疾病的本质，就如同“询问一个词语的本质具有什么性质”③。某个人咳嗽，吐血，呼吸困难，脉搏急促猛烈，体温升高；有如此之多的直接印象，也可以说是有如此之多的字母。它们合在一起构成了一种疾病，即胸膜炎：“但是，什么是胸

① 杜布雷：《普通征候学》，第79页。
② 卡巴尼斯：《论医学的可信程度》，第86页。
③ 同上书，第66页。

膜炎呢？……它是这些构成它的偶然因素的会聚。胸膜炎这个词只不过是以一种更简略的方式复述它们。”“胸膜炎”除了这个词本身之外不含有其他任何东西；它“表达的是一种头脑中的抽象”；但是，与词语一样，它是一个界定完善的结构，一个复杂的形象，“它把所有的偶然因素或几乎所有的偶然因素都结合起来。如果缺少一种或几种，它就不再是胸膜炎，至少不是真正的胸膜炎”①。疾病与名称一样被剥夺了实际存在，但是，它与词语一样被赋予了一种构型。存在状态的唯名论归纳解放了一种永恒的真理。这就是为什么：

三、**临床凝视以化学方式对疾病现象进行还原。**直到18世纪末，医学分类学家的凝视还是一种园丁式凝视；人们只能在各种各样的现象中辨认特殊本质。但是到19世纪初就出现了另外一种模式：化学运作模式。这种运作把构成元素分离出来，从而能够界定其组合方式，确定它与其他组合体的共同点、相似之处和不同之处，最终建立一种新的分类方式，即不再根据特定类型，而是根据相互关系的形式进行分类：“疾病分类学家难道不应该抛弃植物学家的榜样，而把化学家和矿物学家的体系当作自己的模式，即仅限于对疾病的因素及其更常见的组合进行分类吗？”②我们在临床医学所应用的分析概念中已经辨认出一种半语言学意味和一种半数学意味③，而这种分析概念现在将要向一种化学含义推进：它将把分离出纯粹物体和描述它们的组合作为自己的基本工作。这样，我们就从组合主题、句法主题最终推进到化合主题。

---

① 卡巴尼斯：《论医学的可信程度》，第66页。

② 德摩西-德莱特：《论分析在促进医学方面的应用》，第135页。

③ 参见本书第六章。

于是，通过相互作用，临床医师的凝视变得在功能上相当于化学燃烧中的火焰；基本纯粹的现象只有通过它才能显现出来：它是真理的分离剂。而且，正如燃烧只是在火焰炽烈时才能揭示它们的秘密，当火焰熄灭时再追问死灰中还留下什么已经没有意义。同样地，临床凝视正是通过发声行为和投射到现象上的光亮揭示出真理："医生应该知道的不是疾病燃烧的残存物，而是燃烧的类型。"① 临床凝视本身就是一种能够燃烧事物、直至暴露出其终极真理的凝视。它的关注和它的陈述活动，最终在这种看似矛盾的燃烧行为中再次表现出来。它自动地读解着现实的话语，为的是将其复原，而这种现实本身并不是像想象的那样名副其实：它的真理是在一种解构中呈现出来的，这种解构不仅是读解，因为它还包含着对一种暗含结构的解放。我们现在可以看到，临床医学不仅仅是读解可见物；它还必须发现它的秘密。

四、**临床经验与一种精细的感受力合而为一。**临床凝视不是那种能够感知现象背后纯正本质的知识之眼。它是穿越一个个肉体的具体感受力的凝视，它的轨迹固定在感觉现象的空间里。对于临床医学而言，所有的真理都是可感知的真理；"在病人床边，一切理论都会陷入沉默，甚至销声匿迹，取而代之的是观察和经验；原因很简单。观察和经验如果不立足于我们感官之间的联系，那它们以什么为基础呢？再说，如果没有这些忠实的向导，它们将会怎么样呢？"② 因此，如果这种认识不是从一开始就在直接运用感官的层次上获得的，如果它

① 阿马尔：《学术团体》，第2卷，第389页。

② 柯维萨尔：《胸内科疾病新辨识法》法译本前言，第Ⅶ页。

能获得深度和支配力，那不是因为有一种位差变化，使它能接触到自身之外的某种东西，而是因为有一种完全内在于认识领域的统治权；它只能在自身的层次上获得深度，这是一种纯感官的知觉；因为感觉只能出自感觉。“医生的瞥视常常包含着如此广博的学识和如此坚实的素养，如果不是经常、准确和有系统的感官训练的结果，那又会是什么呢？它正是从这种训练中获得了实践能力、敏锐的联想力，以及迅速做出判断的自信，有时这些活动显得好像是同时进行的，可以用‘触诊’这一名称将它们全部涵盖。”① 因此，这种感性知识虽然包含着医院领域与教学领域的结合，包含着对一个或然性场域和一种现实的语言结构的界定，但是本身简化成对直接感受力的颂扬。

只是在美学层次才部署了分析向度。但是这种美学不仅界定了全部真理的原初形式，同时还规定了运作规则，而且正是由于它规定了一种艺术的规则，它在一种次要层次上成为一种美学。可感觉的**真理**现在与其说是向感官本身开放，不如说是向一种**精细的**感受力开放。临床医学的整个复杂结构最终集中体现为一种艺术的神奇敏捷性：“医学中的一切，或者说几乎一切，都取决于一瞥或幸运的本能，因此应该在艺术家本人的感觉中而不是在该艺术的原理中寻找确定性。”② 医学凝视的基本技术就转变成关于谨慎、品位和技巧的忠告：真正需要的是“无比的洞察力”“无比的注意力”“无比的精确”“无比的技巧”“无比的耐心”③。

在这种层次上，所有的规则都被取消，更准确地说，所有构成医学凝视的本质的东西都逐渐地在一种明显的混乱中被那些构成瞥视的

① 柯维萨尔：《胸内科疾病新辨识法》法译本前言，第Ⅹ页。

② 卡巴尼斯：《论医学的可信程度》，第126页。

③ 鲁谢-德拉特：《观察技巧教程》，第87至99页。

东西所取代。它们是迥然不同的。事实上,凝视意味着有一个开放的场域,它的基本活动是连续的读解;它进行记录和汇总;它逐渐地复原那些内在的组织结构;它在一个已经成为语言世界的世界里大显身手,而这就是为什么它自动地与听觉和言说发生联系;它仿佛成为言说(Dire)的两个基本方面之间的特有联结。这两个方面是:说出的话与人们说的对象。相反,瞥视并不扫视一个场域:它切入一点,一个中心点或关键点;凝视永无休止地随机应变,而瞥视直奔其对象。瞥视选择的是能够立即分辨出本质事物的路线;因此它会超越它所看到的东西;它不会被直接的感觉形式所迷惑,因为它知道如何穿越它们;它从根本上讲具有破除神话的能力。如果它是沿着笔直的方向锐利地挺进,那是因为它要打碎、掀翻和剥离表象。它不被任何语言的滥用所困扰。瞥视是沉默的,就像一个手指在指点着那样,默默地揭发着。瞥视属于无言的**接触**,可能是一种纯粹想象的接触,而事实上更有**冲击性**,因为它能更容易地穿透到事物内部更深之处。临床目光显示了与一种新感官之间的密切关系,后者规定了它的规范和认识论结构;这不再是倾听语言的耳朵,而是触探深层的食指。由此产生了**触诊**的比喻,医生将一再地用这种比喻来定义他们的瞥视①。

临床经验正是用这种自我呈现出来的新意象把自己装备起来的,开始探索一个新的空间:身体的可触摸空间,它同时也是混沌的物质,其中隐藏着各种秘密、各种看不见的病变,以及起源的奥秘。症状医学将逐渐消退,直到在关于器官、病灶和病因的医学面前,在完全按照病理解剖学组建起来的临床医学面前最终消亡。比夏的时代到来了。

---

① 柯维萨尔,见本书第135页引文。

第八章
解剖一些尸体

历史学家几乎从一开始就把新的医学精神与病理解剖学的开拓联系在一起，似乎后者界定了前者的基本要素，承载着前者和覆盖着前者，既构成前者的最生动的表现，又构成前者最深刻的根据；分析方法、临床检查，甚至学院与医院的改组，似乎都是从病理解剖学中获得它们的意义。“医学在法国刚刚开始了一个崭新的时期……在研究生理现象时运用的分析，对古人著作的全新鉴赏，医学与外科手术的结合，临床学校的组建，所有这一切造成了一场以病理解剖学的进步为标志的惊人革命。”① 病理解剖学获得了一种稀奇的特权：在认识的最后阶段出现，反而为知识本身的实证性提供首要原则。

为什么会出现这种时序上的颠倒？为什么时间会在其进程的结尾安置在起点就蕴含着的、并已经开辟和维护这一进程的东西？在

---

① 雷耶尔：《一部病理解剖学简史的提要》(P. Rayer, *Sommaire d'une histoire abrégée de l'anatomie pathologique*)，巴黎，1818年版，导言，第V页。

一百五十多年的时间里，人们一直重复着同样的解释：医学只有缓慢而谨慎地绕开一个主要障碍，才能达到为其奠定科学基础的东西。这个主要障碍就是在尸体解剖的问题上出自宗教和道德的根深蒂固的偏见。病理解剖只能是处于禁令边缘的鬼影式活动，是面对着针对秘密知识探寻者的诅咒，靠着勇气维持下来的；解剖活动只是在昏暗的光线下怀着对死人的极大恐惧进行的："在破晓之际或在夜幕降临之时"，瓦尔萨尔瓦（Valsalva）"偷偷溜进墓地，从容不迫地研究生命和毁灭的进程"；后来，莫尔加尼（Morgagni）"掘开死人的坟墓，把他的手术刀插进从棺材里拖出来的尸体"①。随着启蒙运动的到来，死亡也有资格接受［理性的］② 光芒，变成哲学精神的一个对象和知识来源："当哲学把它的火炬传送给有教养的人们，它就最终允许人们把搜索的目光投射到人体的僵死残存物上，而这些曾经是蛆虫食品的狼藉残存物就变成了最有用的真理的丰富来源。"③ 尸体由此发生了一种微妙的嬗变：对幽暗的敬畏把它判给了腐烂过程和阴暗的毁灭；在只有冒犯才能揭示它和把它置于光天化日之下的大胆行动中，尸体成为真理图像中最明亮的因素。在原先钻出幼虫的地方吐出了知识之丝。

这种对历史的复原乃是一种曲解。18世纪中期，莫尔加尼在进行尸体解剖时毫无障碍可言；若干年之后，亨特更是如此；他的传记作者所描述的冲突只不过是一些细枝末节，根本没有显示有什么重

① 罗斯唐：《治疗诊断、预后和适应症的基本理论》（Rostan, *Traité élémentaire de diagnostic, de pronostic, d'indications thérapeutiques*），巴黎，1826年版，第1卷，第8页。

② 方括号内文字系英译者加。——译注

③ 阿利贝：《自然疾病分类法》（J. -L.Alibert, *Nosologie naturelle*），巴黎，1817年版，前言，第1卷，第LVI页。

大的阻力[①]。自1754年起，维也纳的临床诊所就有了一间尸体解剖间。蒂索在帕维亚组建的临床诊所也有解剖间；在巴黎的主宫医院，德佐可以任意地“用已丧失生命的人体展示使治疗无效的各种病变”[②]。人们只需回忆一下薄绢敕令第二十五条：“应敦促行政长官和医院（收容院）院长向医生提供尸体，使他们能够进行解剖演示和讲授外科手术。”[③]因此，在18世纪没有尸体短缺问题，不需要盗墓或偷偷进行解剖活动；解剖已是光天化日的活动。由于19世纪广泛流传的一种错觉，再加上米什莱[④]所添加的神话因素，历史学用中世纪末期的颜料来展现旧制度末期，把文艺复兴时期的纷争与启蒙运动时期的问题和争论混淆在一起。

在医学史上，这种错觉有一种明确的意义；它起着一种回溯性证明的作用：如果说旧式信仰具有如此长久的禁锢力，那必定是因为医生在其渴求科学的内心有一种被压抑的打开尸体看看究竟的需求。这正是问题的关键，是不断重复这种错误的潜在原因：当人们承认应该用病变来解释症状，临床医学建立在病理解剖基础上的时候，就有必要呼唤出一种变形的历史，在这种历史中，至少是在科学需要的名义下必须先有尸体解剖，最终才有对病人的实证观察；早在人们开始关注如何理解生命时，就已有认识死亡的需求了。就是这些碎片拼凑出一种对解剖的秘密呼唤的形象，一个战斗受难的解剖学教派的形象，其背后隐藏着的精神使临床医学的出现成为可能，然后临床医学

① 参见奥特莱关于这位伟人进行尸体解剖的报道：《约翰·亨特的生平》（D. Ottley, *Vie de John Hunter*），收入亨特《全集》法译本，巴黎，1839年版，第1卷，第126页。

② 珀蒂：《德佐赞》，见于《心脏医学》，第108页。

③ 参见基利贝尔：《医学的无政府状态》，第100页。

④ Michelet，法国著名历史学家（1798—1874）。——译注

才在常规性的、被认可的、光天化日之下的尸体解剖实践中浮现出来。

然而，历史的先后次序不是可以任意颠倒的：莫尔加尼在1760年就发表了《病变的位置与原因》，利厄托（Lieutaud）于1767年做了一份该书的摘要；由此，继博内（Bonet）的《墓地》之后，莫尔加尼在自瓦尔萨尔瓦开始的伟大谱系中占据了一席之地。尸体已经成为医学领域的一个组成部分，并未受到宗教和道德的挑战。但是，四十年后，比夏及其同辈认为自己是在鬼影区域之外重新发现了病理解剖学。在莫尔加尼的著作和奥恩布鲁格的发现[①]问世之后，到比夏和柯维萨尔对他们二人著作的引用，其间有一段长达四十年的潜伏期，而临床方法就是在这段时期形成的。正是在这里，而不是在古老记忆的纠缠中，存在着压制之处：临床医学这种投向现象、频率和时间序列的中立的凝视，关注的是如何把症状联系起来和如何捕捉它们的语言，因此就其结构而言，它完全外在于这种对无声、无时间性的尸体的探究；它对原因和位置不感兴趣；它感兴趣的是历史，而不是地理。解剖学和临床医学在意图上是两码事。在我们今天看来，解剖学和临床医学是不可分割地联系在一起的，而且似乎从来如此。尽管说来很奇怪，但在四十年间阻止医学听取莫尔加尼的教诲的，正是临床医学的思想。冲突不是发生在新知识与旧信仰之间，而是发生在两种不同类型的知识之间。在病理解剖学能够重新获准进入临床医学之前，相互之间必须达成一项协定：一方面是新的地理基线，另一方面是新的读解时间方式。根据这种有争议的安排，对活生生而模糊的疾病的认识就能够与死亡物体的清晰可见性趋于一致了。

① 指叩诊法。——译注

但是，对于比夏来说，重新读解莫尔加尼的著作并不意味着与刚刚获得的临床经验决裂。相反，忠于临床医师的方法，以及甚至是在这种方法之外的、他与皮内尔共有的那种为分类医学提供一种基础的渴望，依然是最基本的因素。似乎矛盾的是，回到《病变的位置与原因》所提出的问题，乃是基于如何把症状组合起来与如何排列疾病的问题。

与《墓地》及17、18世纪的其他许多论文一样，莫尔加尼的书信也是通过按局部分割症状或病灶来区分各种疾病。解剖上的离散论乃是分类分析的指导原则：疯癫与中风一样，属于头部疾病；哮喘、胸膜肺炎和咯血是三种位于胸部的相互联系的疾病。疾病的同种关系乃是基于器官相邻关系：规定同种关系的空间都是局部的。分类医学和临床医学先后使病理分析摆脱了这种局部论，并为病理分析建构了一个更复杂也更抽象的空间，病理分析在这个空间里处理的是秩序、顺序、重叠与同构现象。

《膜论》的主要发现是一种读解身体空间的原理，后来的《普通解剖学》将此原理加以系统化。按照这个原理，身体空间既是器官内的空间，又是器官间的空间，还是超器官的空间。解剖学要素不再决定空间化的基本形式，不再根据相邻关系来支配生理或病理联系的路径；它现在仅仅是某种基本空间的次要形式，而这个基本空间通过缠绕、重叠和变厚来构建了这种形式。这种基本空间完全是由组织（tissu）的厚度决定的；《普通解剖学》列举了二十一种组织：细胞，动物生命的神经组织，有机生命的神经组织，动脉，静脉，发散管，吸收管，骨组织，髓组织，软骨组织，纤维，纤维软骨组织，动物肌肉组织，肌肉，黏膜，浆膜，滑膜，腺体，真皮，表皮，毛发。各种膜是独立的组织，尽管它们往往极其纤薄，但它们“完全是由组织与其邻近部分的间接关系联系在一起的"[1]。泛泛的凝视往往会把它们与它们所包裹和界定的器官混在一起；在解剖心脏时不易将心包膜区分出来，在解剖肺脏时也不易将胸膜分离出来；人们会把腹膜和胃器官混在一起[2]。但是只有将这些器官堆块分解成单层组织，才能理解机能和病变的复杂性：空洞的器官布满了黏膜，上面覆盖着"润湿其光滑表面的液体，其结构本身固有的腺体供应着这些液体"；心包膜、胸膜、腹膜以及蛛网膜都是浆膜，"其特点是淋巴液不断地润滑它们，淋巴液通过散发而不同于血液"；骨膜、硬脊膜和腱膜"没有任何液体来润湿"，它们"是由类似腱的白色纤维构成的"[3]。

只要凭借这些组织，自然就可以用极其简单的材料来运作。这些材料是器官的要素，但是它们穿越器官，把器官联系起来，从而建构高于器官的更大"系统"，而人体正是在这些系统中找到本身统一性的具体形式。系统也像组织那么多，但是在系统中，个体器官的繁杂性被消除了，一下子就被简化了。于是，自然就显得"运作过程处处整齐划一，只是结果不同，它在使用手段时极其节省，它所获得的效果却十分丰富，它用上千种方式来修饰少数几个原理"[4]。在生理组织与系统之间，器官显得仅仅是功能上的皱襞，从其角色和紊乱状况看，它们完全系于它们的构成因素和它们所从属的组合。厚实的器官需要加以解析，并投影到两种表层：它们的膜的特殊表面和系统的一般表面。在莫尔加尼及其后继者的解剖学中占主导地位的器官多样化原理被比夏的组织同构原理所取代，后者是立足于"结构、生命

① 比夏：《膜论》(*Traité des membranes*)，1827年版，由马让迪注解，第6页。
② 同上书，第1页。
③ 同上书，第6至8页。
④ 同上书，第2页。

特质和机能的那种集体同一性和外部一致性”①。

这里涉及两种截然不同的结构感知：莫尔加尼想要感知身体外表下器官的厚度，因为它们的不同形式表明了各种疾病；比夏想要把器官堆块还原到更大的、同质的组织表面，还原到同一性领域，在那里第二级变化将能找到它们基本的同种关系。在《膜论》一书中，比夏根据解剖学上的相似层对身体做了一种矩阵解读，这种解读穿越了器官，包围了器官，构成和分解了器官，既解析了器官同时又把它们**联系**在一起。这种感知方式与临床医学从孔狄亚克哲学那里借鉴的感知方式完全相同：对一种既是构成性的又是普遍性的要素的揭示，对之进行有条理的解读，通过扫描其瓦解形式来描述其构成法则。比夏是严格意义上的分析家：在所有的分析实践里，把器官**堆块**还原到组织空间的做法可能最接近于已有的数学模式。比夏的眼睛是临床医师的眼睛，因为他赋予**表面凝视**（regard de surface）②以绝对的认识论特权。

《膜论》很快就获得了巨大的声誉，但这种声誉源于那种与莫尔加尼的根本区别。这种区别使它进入临床分析的正统谱系，但是它给这种分析增添了意义。

比夏的凝视不是临床医学经验那样的表面凝视。组织领域不是那种把病理事件排列起来提供给感知的分类学图表；它本身就是一块可感知的空间，人们在那里可以把疾病现象与之联系起来。由于比夏的贡献，表面性（superficialité）现在开始体现在膜的真实表面了。

① 比夏：《膜论》，第5页。
② 英文译作surface gaze。——译注

表面凝视规定了临床医学，而组织层（nappes tissulaires）构成了表面凝视的感知相关物。正是由于这种现实主义的转变，表面——凝视者建构的一种结构——成为一种被观察到的形象，而医学实证主义将要在这种转变中寻找自身的起源。

由此可以看到病理解剖学从一开始就具有的客观、真实的表象，这种表象最终成为描述疾病的基础："基于器官疾病的分类法必然会是一成不变的。"[①] 事实上，组织分析使人们有可能超越莫尔加尼的地理式划分，制定出一般的疾病类型；主要症状相同和演变类型相同的更大疾病族系会穿越器官空间浮现出来。只要浆膜变厚、透明性消失、颜色发白、出现粒状并紧紧附着于邻近组织，就可以确定浆膜发炎。另外，正如传统的疾病分类学是从一般疾病类型的定义入手，病理解剖学也是从"每一系统内普遍的变化史"入手，而不管是哪一器官或区域犯病[②]。因此就必须在每一系统内复原不同组织的病理现象所具有的表象。所有浆膜的发炎都具有相同的形式，但是各种组织并不是同样容易发炎，即使发炎了也不是以同样的速度发展：容易受感染的程度由重到轻的次序是胸膜，腹膜，心包膜，阴道膜，蛛网膜[③]。遍布身体的相同组织使人们有可能通过一种疾病看到其他类似疾病和同类疾病，简言之，可以看到铭刻在身体深层构型中的整个传染系统。这种非局部性构型是由相互联结的具体一般性构成的，是一个结构完整的连带系统。实际上，它具有与分类医学思想相同的逻辑框架。在比夏希望建立的并且也是他的出发点的临床医学之外，他重新发现的不是器官的地理学，而是分类的秩序。病理解剖学首先

---

① 《病理解剖学》(*Anatomie pathologique*)，巴黎，1825年版，第3页。

② 《普通解剖学》(*Anatomie générale*)，巴黎，1801年版，第1卷，前言，第XCVII页。

③ 《病理解剖学》，第39页。

是**排序**，然后才是**定位**。

但是病理解剖学赋予分析以一种新的决定性价值。与临床医师不同，它显示，疾病是消极的和混乱的对象，只有在分析本身已经成为积极的主体，毫不留情地在机体上运作时，分析才能应用于疾病。如果疾病是可以分析的，那是因为它本身就是解析；而且观念上的分解只不过是医生的意识对病人身体中发生的剧烈分解的复制。虽然范霍恩（Van Horne）早在17世纪后半期就已经区分了蛛网膜与软脑膜，但是像利厄托这样的许多学者依然将二者混为一谈。二者所发生的变化显然不同。软脑膜在发炎时会变红，表明它完全是脉管组织；然后它会变得又硬又干。蛛网膜患病时会变得很白，并覆盖着一层黏滞的渗出物；它本身就能引起水肿[①]。在整个肺脏机体里，胸膜炎只侵袭胸膜，胸膜肺炎只侵袭腺细胞组织，卡他咳嗽只侵袭黏膜[②]。迪皮特兰认为，结扎的效果在整个动脉的各个部位是不一样的：受到压迫时，中层与内壁会收缩和分离；只有最外层的细胞膜壁会抵抗，因为其结构更紧密[③]。一般病理学类型立足于组织同质性的原理，与后者相关联的是病变引起的器官实际分离原理。

比夏的解剖学所提供的东西远不止一些分析方法以及一个客观应用领域；他使分析变成了病理过程的一个基本阶段。在某种意义上，没有比这更远离临床医学方法中隐含的唯名论了，后者的分析即使不是指向词语，至少也是指向知觉的片断，而这些片断总是可以转换成语言。现在人们所探讨的是这样一种分析：它切入一系列实际现象，把功能上的复杂体分解成解剖的简单体；它解放了各种要素，

---

① 《膜论》，第213至264页。

② 《病理解剖学》，第12页。

③ 转引自拉勒芒：《脑部解剖病理学研究》，第1卷，第88页。

虽然这些要素是通过**抽象**而分离出来的，却依然是真实具体的；它在心脏揭示出心包膜，在大脑揭示出蛛网膜，在肠胃揭示出黏膜。只有当病理自动地进行解剖时，解剖学才能变成病理解剖学。疾病就是在身体隐秘中的尸体解剖，就是一种活体解剖。

由此可以理解为什么比夏及其弟子在发现病理解剖学之后立即欣喜若狂：这不是因为他们比皮内尔和卡巴尼斯走得更远而重新发现了莫尔加尼，而是因为他们在身体本身发现了解析；他们揭示了更深层的事物表面秩序；他们为疾病确定了一种**解析分类**（classes analytiques）体系，在这种体系中病理分解要素乃是概括疾病种类的原则。这样人们就从一种分析性感知转到对实际解析的感知。此外，比夏很自然地在他的发现中看到一种与拉瓦锡（Lavoisier）的发现相对称的东西："在化学中有最简单的物体，它们形成各种各样的组合，由此就成了复合物……同样的，解剖学有简单的组织……它们通过各种组合形成器官。"① 新解剖学的方法与化学中一样是分析，但是这种分析脱离语言的支持，而且它所规定的是事物的空间可分性，而不是事件和现象的言语语法。

这样在19世纪初分类思想就奇怪地复活了。几年后得到证明的病理解剖学不是驱散旧的疾病分类学设想，反而赋予它新的生机，似乎给它提供了一个坚实的基础：根据可感知的表面进行真实的分析。

人们往往会感到惊讶的是，尽管皮内尔至死全然不懂病理解剖学的基本意义，比夏在论述自己发现的原理时竟然引用了皮内尔的一部著作。比夏在皮内尔的《哲学疾病分类法》第一版中读到下列

① 《普通解剖学》，第1卷，第LXXIX页。

对于他具有启示意义的句子:"蛛网膜、胸膜、腹膜位于身体的不同部位又能怎么样呢？反正这些膜都有基本相同的结构。在发炎时它们不是都受到类似的损害吗？"[①] 这实际上是应用于组织病理学的解剖学原理的第一个定义；但是比夏受惠于皮内尔的还不止于此，因为他在《哲学疾病分类法》中还发现了这种同构原理必须满足的一些要求，尽管对它们的概括并不充分：这就是对分类价值的分析，这种分析使人们有可能建立分类学图表的一般秩序。在疾病分类时，比夏把"每一个系统内普遍性的变化"放在首位，而不管是哪个器官或哪个部位受到侵袭，但是他只是将这种普遍形式局限于炎症和硬癌；其他的变化都是区域性的，必须逐个器官地研究[②]。器官定位法只是作为残留的方法，用于组织同构原则不能起作用的地方；莫尔加尼被再次引用，只是因为找不到比他对病理现象更充分的释读了。拉埃内克认为，随着时间的推移会出现更好的释读:"总有一天会证明，几乎所有不同类型的病变可能都发生在人体的任何部分，这些病变在每一个部分都只表现出很微小的差异。"[③] 或许比夏本人对他这一发现并没有充分的信心，因为这种发现毕竟会"改变病理解剖学的面貌"；拉埃内克认为他夸大了器官地理学的重要性，人们只是为了分析形式或位置的错乱（脱臼、疝气）或营养紊乱（萎缩或肥大）才需要援引器官地理学；或许有一天人们会把心脏肥大和脑肥大归为同一种疾病。拉埃内克反过来打破区域界限分析了异物和组织结构的变化，它们在各种组织分类中具有相同的类型：它们要么是连续性的中

① 皮内尔:《哲学疾病分类法》，第1卷，第XXⅧ页。

② 《普通解剖学》，第1卷，第XCⅦ至XCⅧ页。

③ 拉埃内克:《医学科学词典》(R. Laënnec, *Dictionnaire des Sciences médicales*)，"病理解剖学"条，第2卷，第49页。

断(创伤、骨折),要么是生理液体的积聚或外渗(脂肪瘤、中风),或是像肺炎和胃炎的炎症,或是在生病前没有的组织突变。像硬癌和结节就是最后一种情况①。拉埃内克的同时代人阿利贝曾试图按照化学的模式编制一套医学分类词汇:以 ose结尾的词都表示一般病变(如gastroses[胃病],leucoses[白血病],entéroses[肠道疾病]),以 ite 结尾的词表示各种组织的炎症,以 rhée 结尾的词表示外渗积淤,等等。此外,由于这一工作偏执于确定细微的和分析性的词汇,因此不免把植物学的疾病分类学主题、莫尔加尼方式的定位主题、临床描述主题和病理解剖学主题都混淆在一起(还不算太糟糕,因为在概念上还说得过去):"我使用了索瓦热早就建议的植物学家的方法……这种方法是把相似的事物放到一起,排除不相似的事物。为了进行这种哲学性分类,为了给这种分类造成一个固定不变的基础,我按照器官来对疾病分组,因为器官是特定发病部位。我们将会看到,对于临床医师来说,这是发现最有价值的特征的唯一方法。" ②

但是,如何能够把解剖感知调整成对症状的解读呢?如何能够通过一组同时看到的空间现象建立一种连贯的时间系列?按照定义,这个时间系列完全先于这组空间现象存在。从索瓦热到杜布雷,给病理学建立一个解剖基础的想法一直遇到许多反对者。他们认为,身体中的可见病变不能代表不可见疾病的本质。在一个复杂的病变组合中,人们如何能把**本质秩序**与**效果系列**区分开呢?在一个胸膜炎患者的身体中,肺部粘连究竟是疾病现象本身还是发炎引起的物

① 拉埃内克:《医学科学词典》,第450至452页。

② 阿利贝:《自然疾病分类法》,"告读者",第Ⅱ页;参见马朗代尔《论发炎》(Marandel, *Essai sur les irritations,* 巴黎,1807年版)或昂德拉尔(Andral)著作中基于病理解剖学的分类。

理后果[1]？在区分**原发性**和**诱发性**时也遇到同样的困难：在幽门硬癌中，人们在网膜和肠系膜发现了硬癌因素；人们应该把哪一处当作最早的病理事实呢？最后，解剖学的征候并不能很好地显示疾病过程的强度：有些器官的强烈变化只导致有机体的微小紊乱；另一方面，人们也不能认为脑部的微小肿瘤就导致死亡[2]。解剖学除了可见物外说不出其他任何东西，而且也只能说出同时性的可见物空间存在的简单的、最后的和抽象的形式。解剖学不可能说出时间秩序中的联系、进程及字迹清晰的文本。症状的临床医学寻找的是患病的活生生的人体，而解剖学给它提供的仅仅是尸体。

这是双重误导的尸体，因为除了被死亡打断的现象外，还增添了被死亡激发的和按照死亡特有的时间表沉积在器官上的现象。当然，其中也有一些解体现象，很难与坏疽或斑疹伤寒的临床现象区分开。另一方面，还有消退现象：在血液循环停止后发炎引起的红肿很快消失；自然运动（心跳、淋巴液分泌和呼吸）中止本身引起的后果，最初很难被视为死亡因素的表现：大脑充血和随即的软化究竟是病态充血的后果还是死亡中断血液循环的后果呢？最后，我们或许应该考虑亨特所说的"死亡刺激"，后者能够引发不属于疾病但又由疾病决定的生命终止[3]。无论在哪种情况下，慢性疾病最终发生的衰竭现象（肌肉萎缩，感觉和传导能力减退）不仅涉及某种确定的病理结构，而且涉及生与死的某种关系。

有意以疾病分类学为基础的病理解剖学面临着两组问题，第一组问题涉及一组有时间性的症状与在空间上共存的组织之间的联系，第

① 杜布雷：《普通征候学》，第1卷，第56至57页。
② 同上书，第64至67页。
③ 亨特：《全集》，第1卷，第262页。

二组问题涉及死亡以及死亡与生命和疾病之间关系的严格定义。比夏的解剖学在试图解决这些问题时放弃了它原初的全部意义。

为了克服第一组反对意见，似乎并不需要对临床凝视的结构本身做什么改造：像观察活人那样观察死人，把医学观察的区分原则应用于尸体上不就足够了吗？这里所说的区分原则是，**唯一的病理事实乃是比较事实**。

在应用这种原则时，比夏及其后继者发现自己不仅与卡巴尼斯和皮内尔为伍，而且步莫尔加尼、博内和瓦尔萨尔瓦的后尘。这些最早的解剖学家已经懂得，如果想探测尸体内的疾病，必须“对健康人体进行解剖”：否则又如何能将一种肠道疾病与那些因死亡引起的或在某些季节健康人所患的“息肉结石”区分开呢？①人们还必须对因同一疾病致死的对象加以比较，因而接受《墓地》早已概括的原则：在所有肉体观察到的变化即使不能用于确定原因，至少也能用于确定病灶，或许还能用于确定其性质；各次尸体解剖所发现的不同点乃是疾病后果、症状或并发症的产物②。最后，人们必须考虑对一个变化了的器官看到的东西与关于其正常状态的知识加以比较：人们必须“不断地把健康人各个器官的这些可感知现象与每个器官在其病变时呈现的紊乱加以比较”③。

但是解剖–临床经验的特殊性在于，它把区分原则应用于一种复

① 莫尔加尼：“解剖学研究”，《医学科学百科全书》(*Encyclopédie des Sciences médicales*)，第7部，第7卷，第17页。

② 博内：《墓地》(*Sepulchhretum*)，前言；莫尔加尼也重申了这一原则，见前引书，第18页。

③ 柯维萨尔：《论心脏和主要脉管的疾病与组织病变》(*Essai sur les maladies et les lésions organiques, du coeur et des gros vaisseaux*)，巴黎，第3版，1818年，导论，第XII页。

杂得多的有争议的层面：正是在这个层面，各种公认的病理史形式和它在完成时所揭示的可见因素被联结起来。柯维萨尔曾梦想用第一部明确的病理解剖学著作取代1760年的老论文。这部著作的标题是《诊断征候探查和解剖确认后的疾病位置与原因》[①]。柯维萨尔把这种解剖-临床一致性视为尸体解剖对分类医学的确认，而拉埃内克则从相反的方向将其定义为病变的地位上升，凌驾于它所引起的症状之上："病理解剖学是一门科学，其宗旨是认识疾病状态引起的人体器官的可见变化。尸体解剖乃是获得这种认识的手段；但为了使之具有直接的用途……必须与对症状的观察或对在各种器官变化时发生的功能变化的观察结合起来。"[②] 因此，医学凝视必须穿行当时尚未向它开放的道路：从症状的表面垂直进入组织表面；从显现层面深入到隐匿层面；如果我们想从头到尾地界定基本必然性的网络，就必须从两个方向持续地巡视这个网络。正如我们已经看到的，医学凝视是指向组织和症状的二维领域，为了将二者协调起来，医学凝视必须沿着第三个维度移动。解剖临床医学的范围由此而被界定。

凝视需要深入到它为自己规定的巡视空间。初始形式的临床解读暗含了一个外在的辨读主体，这一主体基于并超越他所辨读出的东西而安排和界定同类关系[③]。在解剖临床医学经验中，医学之眼在深入身体、进入其体积内、绕过或翻腾其堆块、侵入其深处时，必须循序渐进地从纵横两个方面观察展现在它面前的疾病。疾病不再是分散在人体表面各处的、由可以统计和观察的共时性和连续性联结在一起的一组性质；它是一组形式和变形、形象和偶发症状，是一组错

① 柯维萨尔：《论心脏和主要脉管的疾病与组织病变》，导论，第Ⅴ页。

② 拉埃内克：《医学科学词典》，"病理解剖学"条，第2卷，第47页。

③ 参见本书第七章。

位的、被破坏的或被改变的因素，能够按照可以一步步探寻的地理来组合成系列。它不再是嵌入人体任何可能部位的疾病物种；它就是已经患病的身体本身。

乍一看，人们会以为这将缩短认识主体和认识对象之间的距离。17和18世纪的医生不是一直与病人保持“某种距离”吗？他不是只从远处观察病人，只察看表面的可直接看到的标记，只察看现象，既不触摸，也不听诊，完全靠外部标志来猜测体内情况吗？医生伸出了手，竖起了耳朵，靠近了病人，经过这种转变，他开始感知到直接隐藏在可见表面背后的东西，他也因此被引导着逐渐“前进到另一面”，在身体的隐秘之处确认出疾病——18世纪末医学知识的变化不就主要基于这样一个事实吗？

这不过是对变革的一个最简单的解释。但是我们不应被其理论上的随意性所误导。它还涉及一些迄今未得到重视的要素或依据：观察的进步，发展和扩大实验的愿望，对可感知数据揭示性的愈益信赖，抛弃理论和体系而转向更加科学的经验主义。而在这一切背后，人们设定，认识主体和认识对象依然不变：只要二者更接近一些，更好地相互调整，就足以使对象更明晰、更详尽地揭示自身的秘密，使主体能够驱散作为真理障碍的错觉。二者一旦确立起来，而且明确地形成对立之后，就只能相互靠拢，缩短彼此之间的距离，消除分隔它们的障碍，在一种历史转变的进程中寻找互相调整的方式。

但是，这无疑是一种对历史的设想，是一种旧的认识理论，其效果和错误早已为人所知。更精确的历史分析揭示了这些调整之外的一种完全不同的调整原则，它同时包含着几个方面：有待认识的对象的类型，能够揭示和分离出对象，并凸显与可能的知识相关的因素的那种格栅，主体为了测定这些因素而必须占据的位置，使主体能够把握它们的工具性中介，主体运作所需要的记录和记忆的模式，以及概念化方式。这些概念化方式不仅是主体在实践中需要的，而且它们还必须能够使主体成为正当认识的主体。因此，在让位给解剖临床医学过程中被改变的不仅是认识主体与认识对象之间的接触面，而且是更一般的知识配置（disposition du savoir），后者决定了认识者与被认识物之间的相互位置和联系。医学凝视进入患病的身体，并不是自古以来的逼近运动——自第一个医生从远处将其不熟练的目光投向第一个病人的身体以来多少具有某种规律性发展的逼近运动——的延续；这种情况不是在经过累积、提炼、加深和调整后的认识（connaisssances）的层次上，而是在知识（savoir）本身的层次上重新投射目光的结果。

无论它是不是某一影响知识配置的事件的结果，它的证据都需要在下述事实中寻找：解剖临床医学秩序中的认识不是按照与纯粹临床实践中的认识相同的方式和规则形成的。这里不是同一种游戏，不是经过改善而变成了另外一种游戏。这里有某些新的规则。

解剖临床医学用可以命名为**花格式**或**分层式**分析的方法取代了症状同一性方法。外表的重复往往导致各种疾病形式的混淆状态，只有经过解剖才能展示这些疾病的多样性。窒息感，突然的心悸，尤其在费力之后的这些症状，急促的呼吸困难，惊醒，面色惨白，心前区的压迫感或收缩感，左臂的沉重麻木感，这些都是心脏疾病的主要征候，而只有经过解剖才能将心包炎（影响包膜），动脉瘤（影响肌肉组织），以及狭窄和硬化（心脏的腱状部分或纤维部分受到影响）区分开来[①]。鼻黏膜炎与肺痨的并发或至少是有规律地先后继发，并不能证

① 柯维萨尔：《论心脏和主要脉管的疾病与组织病变》。

明它们是分类医学家所说的同种疾病，因为尸体解剖显示，前一种情况是黏膜感染，后一种情况是主质病变，几乎近于糜烂[1]。反过来，虽然索瓦热等人的症状学都没有找到结核病与咯血这两种疾病之间足够频繁的联系，不能把它们归为一类，但是因为它们都发生在相同的局部腔室，所以应该把它们放在一起。并发症能够使人确定病理的同一性，但只是对于能够囿于局部的知觉才有价值。

换言之，医学经验将用对**固定点的定位**来取代对**发生频率的记录**。肺结核的症状包括咳嗽、呼吸困难、消瘦、发烧，有时还会咯痰；但是这些可见的变化没有一项是绝对不可少的（有些肺结核患者不咳嗽），它们出现的先后次序也不是固定不变的（发烧可能出现在早期，也可能出现在疾病演变的末期）。只有一种现象是固定不变的，而且是肺痨的必要和充足条件：肺细胞组织的病变在尸体解剖时“在不同程度上显现出一些化脓病灶。在某些病例中，它们密密麻麻的，整个肺就像是容纳它们的蜂窝状组织。这些病灶上布满了皱纹；在邻近部位，人们可以发现某种程度的硬化”[2]。症状在这些固定点的上方倏尔而逝；临床医学给症状提供的概率指数让位给一种必然的结果，这种结果不是与时间上的频率相关，而是与位置的稳定性相关：“既没有发烧，也没有消瘦，也没有咯痰的人也可能是肺痨患者；只要肺部出现病变，而且开始使肺部遭到破坏和被引起溃疡，就足够了；肺痨就是这种病变。”[3]

症状就附属于这些固定点。其**时间序列**表现为二级形式，是按照**病变空间的衍展**及其特有的逻辑而排列的。珀蒂在研究某种热病

---

① 贝勒：《肺痨研究》（*Recherches sur la phthisie pulmonaire*），巴黎，1825年版，第174页。
② 比夏：《病理解剖学》，第174页。
③ 贝勒：《肺痨研究》，第8至9页。

的“奇异而不可解释的”进展时对疾病过程观察记录与尸体解剖结果做了系统的对比：肠胃的、热病的、腺体的，甚至脑部的各种征候相继出现的整个序列，应该最终归因于“完全相似的肠道变化”。问题总是出在回盲瓣区域；它会出现深红色斑并且内腔肿胀，相关的肠系膜腺也会肿大，出现深红色和青色，并出现深度充血和梗塞。如果病情持续很长时间，肠道组织会出现溃疡而被破坏。因此，应该承认，在消化道发生了有害活动，其功能首先受到影响；这种作用“经吸收活动传递到肠系膜腺和淋巴系统”（引起植物神经紊乱），然后又传递到“整个系统”，尤其是脑部和神经。由此就导致了嗜睡、感官麻木、谵妄和各种昏迷状态①。于是，各种形态与症状的相继出现就不过是一种更复杂的网络的纯时间序列形象：在时空上由一次原发的侵袭向整个机体的扩散蔓延。

因此，对解剖临床医学感知的分析就揭示了三个依据（定位、病灶和原发性），后者修正着临床医学主要按时间进行的解读。器官“方格”使人们有可能确定固定的树杈点，但并不能废弃厚重的病理历史，而使解剖学的表面独领风骚；解剖学的表面把病理历史引进具体的身体内部，在医学思想中第一次造成了疾病的时间与器官组织的可测定过程之间的吻合。然后，而且只能是然后，病理解剖学重新发现了莫尔加尼乃至博内的论点：一个具有独自的维度、方式和表述（articulations）的自主的有机体空间能够复制出疾病分类学的自然的或有意蕴的空间，而且还要求基本上恢复后者的原貌。出于对**病理同源关系**的临床关注（参见《膜论》），新的医学感知最终承担起确定

① 珀蒂：《论肠–肠系膜热病》（*Traité de la fièvre entéro-mésenterique*），巴黎，1813年版，第XIX、XXX页及第132至141页。

定位图像的任务(参见柯维萨尔和G. -L.贝勒的研究)。病灶的观念最终取代了疾病物种的观念。比夏已经质问:"如果人们不知道疾病的位置(病灶),那还谈什么观察?"[①] 而布伊奥将要回答说:"如果医学里有某种公理的话,那就肯定是这样一个命题:不存在没有病灶的疾病。如果接受了相反的观点,那就不得不假定没有器官也能有功能,这显然是荒谬的。确定病灶或给疾病定位,乃是现代医学最精致的征服活动之一。"[②] 就其原始意义而言,组织分析是一般性的,因此仅凭其结构,它就必然会很快具有作为一种定位准则的价值。

但是,对莫尔加尼的重新发现也伴随着重大修正。他把病灶概念与病因概念联系在一起——其著作的标题是《……位置与原因》;在新的病理解剖学中,对位置的确定并不包含着对原因的归结:在无力性热病中发现回盲部病变,这个事实并不是对一个决定性原因的陈述;珀蒂曾经认为病因是"一种有害介质",布鲁塞(Broussais)认为是一种炎症。这都几乎不沾边:定位仅仅是确定一个空间和时间上的起点。对于莫尔加尼来说,位置就是因果链在有机体的嵌入点;它被视为其终极环节。对于比夏及其继承者来说,位置观念摆脱了因果问题(就此而言,他们是医师的传人);病灶指向的是疾病的未来,而不是它的过去;病灶是病态结构扩散的出发点。它不是终极原因,而是原发灶。正是在这种意义上,在一个尸体中确定一段固定的空间,就可能解决疾病的时间性发展所提出的问题。

在18世纪的医学思想中,死亡既是一个绝对的事实,又是一种最

① 比夏:《普通解剖学》,第1卷,第XCIX页。

② 布伊奥:《医学哲学》,第259页。

相对的现象。它是生命的终结，而且如果它在本质上是致命的，那它也是疾病的终结；随着死亡到来，极限终于实现，真理得以完成，而且由于这一跳跃，在死亡中，疾病达到自身过程的终点，归于沉寂，变成了一个记忆之物。但是，如果疾病的遗迹还在侵蚀尸体，那就没有任何证据能够绝对地区分什么属于疾病，什么属于死亡；它们的征候混杂在无法辨认的混沌之中。死亡乃是绝对地超出生命和疾病之外，但是它的破坏作用很像是疾病现象。原初形式的临床医学经验并没有质疑这种暧昧的死亡概念。

病理解剖学这种处理尸体的技术不得不给予这种观念一种更严格的，即更工具性的地位。由于临床诊疗所的组建，人们首先在最基本的层次上获得了对死亡的这种概念把握。立即解剖尸体的可能性使得死亡与尸体解剖之间的潜伏迟滞期缩短到最低限度，从而使病理时间的最后阶段与尸腐时间的最初阶段有可能几乎重合。机体腐败的后果，至少是最明显、最具有干扰性的后果实际上受到遏制，因此死亡瞬间就可能成为没有厚度的标志，就像解剖刀重新发现机体的空间那样，重新发现病情的时间。死亡现在不过是一条绝对纤细的直线，在划分症状系列与病灶系列的过程中，将这两个系列联结起来。

另一方面，比夏采纳了亨特提出的各种建议，力图区分被莫尔加尼解剖学所混淆的两类现象：与疾病同时出现的现象和在死亡之前出现的现象。事实上，有一种变化不一定指涉疾病和病理结构；它可能指涉另一种宣告死亡即将来临的、半独立半依附的进程。例如，肌肉萎缩可能属于脑部麻痹或无力性热病这类致命疾病的征候；但是，在任何慢性病中也会看到这种情况，甚至当急性发作持续得时间较长时也会出现这种情况；在蛛网膜发炎或在肺痨的最后阶段都有这种例子。如果没有疾病，就不会有这种现象，但是这种现象并不是疾病本身：它与一种进化完全同步，而那种进化所表示的并不是病理图像，而是死亡的临近；它显示的是在疾病进程背后那种相关但又不同的“坏死”(mortification)进程。

这些现象在内容上很类似于自希波克拉底以来人们经常分析的致命“征候”或预后“征候”。但是，就它们的功能以及语义价值而言，它们则迥然不同：这种征候提前指涉了一种可能的结果；而且它既显示了疾病本身的严重性，又显示了疾病中偶发状况的严重性(无论是由于并发症还是由于诊疗错误所造成的)。部分死亡或逐渐死亡的现象不提示任何更好的未来：它们只显示一种自我完成的进程；在中风之后，大部分动物功能就自然而然地停顿了，死亡也已经开始接踵而来，而器官功能却依然维持各自的生命[①]。此外，这种走向死亡过程的各个阶段并不完全或主要按照疾病分类学的各种形态演进，而是沿着有机体特有的顺当路线发展。这些进程只是附带地显示疾病的致命性；它们说出的是死亡对生命的渗透性：当一种病态拖长时，最先受到“坏死”侵袭的组织总是营养供应最活跃的组织(黏膜)，接着是器官的腺细胞组织，最后是腱和腱膜[②]。

因此，死亡是复合式的，在时间上是分散的：它不是时间停顿并后退的一个绝对而特殊之点；与疾病本身一样，它有一种丰富的存在，可以用分析对之进行时间和空间的分割；在不同的地方，不时地有一个个的结在破裂，直到整个机体的生命，至少是其主要形态都停顿下来，在个体生命死亡之后，许多细小和局部的死亡继续在瓦解着

① 比夏:《生命与死亡的生理研究》(*Recherches physiologiques sur la vie et la mort*)，马让迪编，第251页。

② 比夏:《病理解剖学》，第7页。

依然残存的生命群岛[1]。在自然死亡中，动物生命首先熄灭：首先是感觉消失，然后是大脑愈益昏沉，运动能力逐渐减弱，肌肉逐渐僵硬，肌肉收缩性衰退，肠道陷于麻痹，最终是心脏停止跳动[2]。除了这幅逐渐死亡的历时性画面，还应该补充一幅联动的空间画面，那些联动引发了整个机体的连锁死亡。这些死亡是通过三个主要的中继站发生的：心脏、肺、大脑。人们可以确定，心脏的死亡在引发大脑死亡时，不是通过神经系统，而是通过动脉系统（维持大脑生命的血液运动停止了）或者通过静脉系统（黑血运动停止，或相反，黑血倒流，堵塞大脑，压迫大脑，使之无法活动）。人们也可以证明，肺的死亡会引发心脏死亡，或者是因为血液循环遇到了物理障碍，或者是因为在停滞时血液无法进行化学反应，因而使心脏的收缩中断[3]。

死亡进程既不等同于生命进程，也不等同于疾病进程，但依然能够揭示机体现象及其错乱。老人缓慢而自然的死亡恰恰颠倒地再现了儿童、胚胎，甚至植物的生命展开过程："自然死亡所消灭的动物状态极其类似于在其母亲腹中时的状态，甚至类似于在封闭中生存的植物。对于植物来说，整个大自然都是沉寂的。"[4]生命的层层外壳被很自然地脱落了，这些外壳用它们所拒绝的那个事物说明它们的独立性和真理。功能上的相互依赖以及正常的或病理的互动作用的整个体系也因对死亡的细致分析而得到阐明。人们认识到，尽管肺对心脏有直接的作用，但心脏仅间接地受到大脑的影响：中风、癫痫、麻醉、脑震荡不会引起心脏的直接和相应的变化；只有通过肌肉麻痹、

① 比夏：《生命与死亡的生理研究》，第242页。
② 同上书，第234及238页。
③ 同上书，第253及538页。
④ 同上书，第238页。

呼吸中断或血液循环障碍的中介，才会有派生的影响[①]。由于死亡固守着自己的特殊机制，因此死亡及其在有机体上的网络就不会再与疾病或其痕迹混淆起来；相反，它成为观察病理现象的一个视点，使病理现象有可能固定其形式和阶段。在研究肺痨时，贝勒不再把死亡看作把它自身与疾病区分开的一个（功能上的或时间上的）屏障，而是看作一个自然的实验情景，使人能够接近疾病真相，接近其不同时间的阶段。事实上，死亡可以发生在病理时间表的任何时刻，或者由于这种疾病本身，或者由于某种新添的疾病，或者由于某种偶然事故。一旦人们了解和掌握了死亡的不变现象和多变的表象，就能够借助它这种时间上的开放性，重构整个疾病系列的演变。就肺痨而言，一开始是坚硬的、同质的白色结核；然后是较软的组织，中心是变换颜色的脓核；最后是化脓阶段，引起溃疡和肺组织的溃烂[②]。拉埃内克将同一种方法系统化，但与贝勒相反，他认为，黑变病并不是某种疾病类型，而是一个可能的演变阶段。死亡的时间可能悄悄地出现在整个疾病演变过程中；而且，由于这种死亡失去了晦暗性，再由于它的时间中断效果，死亡反而变成了一个工具，使得疾病的持续时段与被解剖的尸体的静止空间有可能整合为一。

生命、疾病和死亡由此组成了一种技术上和观念上的三位一体。上千年来那种认为在生命中存在着疾病的威胁、在疾病中死亡逐渐出现的信念被打破了；取而代之的是一种三角形形象，其顶点是由死亡规定的。人们可以从死亡的高度观看和分析器官的相互依赖关系和病理的发展时序。长久以来，这种夜晚湮没了生命，甚至使疾病变

① 比夏：《生命与死亡的生理研究》，第480及500页。
② 贝勒：《肺痨研究》，第21至24页。

得模糊不清，现在它却被赋予了巨大的阐明力量，主宰和揭示着有机体的空间和疾病的时间。它的这种超时间性的特权无疑与对它的迫近的意识同样悠久，但这是第一次变成一种技术性工具，从而提供了一种对生命真相及其病态性质的把握。死亡是伟大的分析者，它揭示种种联系，在严格的解析中展现发生过程的种种奇观：但是，它允许“解析”（décomposition）[①] 这个词因不堪其意义的重负而踉踉跄跄。分析，这种研究要素及其法则的哲学，曾经在数学、化学乃至语言中寻找死亡而徒劳无功，现在它发现了死亡——这个由大自然规定的一种不可超越的模式；医学凝视今后借以安身立命的正是这种伟大的典范。它不再是活生生的眼睛的凝视，而是看到死亡的眼睛的凝视。伟大的白色之眼将要解开生命之结。

关于比夏的“生机论”有许多可讨论之处。诚然，在界定生命现象的性质时，比夏认为生病的危险是生命现象的特点：一个纯粹自然的物体不可能偏离其自然类型[②]。但是这不能改变这样一个事实：对疾病的分析只能从死亡的角度来进行，而生命按照定义是抗拒死亡的。比夏把死亡概念相对化了。死亡原来是作为一个不可分的、决定性的、无可挽回的事件出现在绝对层面上。比夏让它从这种绝对层面上降下来，使之发散于生命之中，让它采取许多碎细的、局部的、渐进的死亡形式。这些死亡形式发生得极其缓慢，乃至延伸到死亡本身之外。但是，他根据这个事实建构了医学思想和医学感知的基本结构：它与生命相对立，而又揭示生命；与之相联系的是活生生的对立物，即生命；生命正是在与它的联系中通过解析而被揭示，因

① 又意为“腐烂”“解体”。——译注

② 参见康吉兰：《对生命的认识》（G. Canguilhem, *La connaissance de la vie*），巴黎，1952年版，第195页。

此是真实的。马让迪(Magendie)和在他之前的比松作为生物学家就曾触及问题的要害。当时他们在《生理学研究》一书中开篇就批评生命的概念:"(这是)一个虚假的概念,因为在任何一种语言中死亡都意味着生命终止,因此所谓的定义就陷入了下面的循环论证:生命就是抗拒生命缺席的各种功能的总和。"①但是比夏的出发点正是自己作为解剖病理学家的早期经验之一:在他本人获得的一个经验中,死亡是获得关于生命的实证真理的唯一可能途径。生命现象不可还原为机械现象或化学现象,这种性质相对于生命与死亡的基本联系而言只是次要的性质。生机论就是在这种"死亡论"的背景下出现的。

自不久前卡巴尼斯赋予生命知识以与生命本身同样的起源与基础以来,人们跨越了一段很大的路程。卡巴尼斯认为:"大自然的意图是,我们的认识来源应该与生命的来源相同。人们必须接受印象才能生活;人们必须接受印象才能认识;而且,因为研究的需要总是直接根据这些印象对我们的作用,所以我们的教育手段总是与我们的需求成正比。"②对于卡巴尼斯来说,对生命的认识完全是建立在生命现象的本质这一基础上的,因为这种认识不过是生命的一个表象而已。18世纪的思想以及文艺复兴时期就已熟悉的整个传统都是这种看法。因此,人们绝不能试图基于生命现象或其(机械)模式和(体液的、化学的)要素来设想疾病;生机论和反生机论二者都源于疾病经验中的这种最基本的生命前提。由于比夏的发现,对生命的认识在

---

① 比松:《生理现象最自然的划分》(F. R. Buisson, *De la division la plus naturelle des phénomènes physiologiques*),巴黎,1802年版,第57页。另参见马让迪编,比夏:《生命与死亡的生理研究》,第2页,注1。

② 卡巴尼斯:《医学的可信程度》,第76至77页。

生命的毁灭及其极端的对立面中找到了自己的源头；正是在死亡之中，疾病和生命都说出自己的真实：特有的、不可简约的真实；死亡之环让疾病和生命保持各自的形态，使其真实不会同化进无机世界。卡巴尼斯把生命推回到深层的源头，而比夏仅仅将生命与死亡联系起来考虑。因此，与比夏相比，卡巴尼斯当然带有更多的机械论色彩。从文艺复兴到18世纪末，生命知识陷入不断回归自身和观察自身的生命之环；自比夏起，它与生命的关系被岔开，不可逾越的死亡边界把它与生命分开，它在死亡之镜中观察自己。

毫无疑问，对于医学凝视来说，进行这样的对话是一项极其艰难而反常的事情。一种与恐惧一样古老的倾向使医生的眼睛面向疾病的消除，面向治疗和生命：这只能是一件修复工作。在医生背后，死亡始终是巨大阴暗的威胁，他的知识和技能毫无用武之地；对生命和疾病进行探讨，不仅对生命和疾病有风险，而且对知识也有风险。自比夏之后，医学凝视以自身为轴心，从死亡那里索取对生命与疾病的说明，从死亡的最终静止中索取对生命和疾病的时间与运动的说明。医学绕过其古老的关怀，以便读解能够证明它的失误和发现它的真理的东西，难道不是理所当然的吗？

但是比夏不仅使医学摆脱了对死亡的恐惧，而且把死亡整合进一种技术性和观念性整体。在这个整体中，死亡具有了作为一种经验的独特性质和根本价值。因此，西方医学史的这一重大断裂恰恰发生在临床经验变成解剖临床医学的凝视之时。皮内尔的《临床医学》于1802年问世；《医学的革命》于1804年问世；分析的准则似乎在对症状组合的纯粹读解中取得了胜利。但是，一年以后，比夏就把这些准则送进了历史博物馆：“二十年来，你从早到晚站在病床旁边对心脏、肺和胃脏的病情进行记录;而这一切都令你困惑不解,因为各种症状不会显示它们的意义,只是给你呈现一系列毫无头绪的现象。然而,只要解剖几个尸体,你就会立刻驱散单凭观察所不能驱散的黑暗。"① 在死亡的光亮照耀下,生命的黑夜被驱散了。

① 比夏:《普通解剖学》,前言,第 XCIX 页。

第九章

可见的不可见物

从死亡的角度看，疾病具有一片地面，一方可标识的领土，一个隐蔽但坚实的场所。它的群族关系和影响就是在那里形成的；所在部位的价值决定了它的形态。人们从尸体的角度反而能感知到疾病的活生生的存在。疾病具有了一种生命，但不再是原来的症状，也不是并发症的组合法则，而是具有特有的形象和法则的生命。

一、组织传导原理

罗德雷尔和瓦格勒早已把**黏膜病**定义为一种炎症，它能够感染整个食道的内壁和外壁[①]。比夏将这种观察结果推而广之：在机体中，一种病理现象沿着同种组织所规定的特定途径扩散。每一种膜

① 罗德雷尔和瓦格勒：《论黏膜病》(Roederer et Wagler, *Tractatus de morbo mucoso*)，格丁根，1783年版。

都有各自的病理轨道:“因为疾病纯粹是生命特质的变化,因为每一个组织在这些特质方面都各不相同,因此很显然,它们的疾病也各不相同。”[①]蛛网膜与肺胸膜、腹膜会出现同样的水肿病变,因为它们都是浆膜。交感网络过去完全立足于非系统的相似性、经验观察或对神经网络的猜测,现在则建立在一种严格的结构相似性上:当大脑包膜发炎时,眼睛和耳朵的敏感度就增强了;当用注射法治疗阴囊水囊肿时,对睾丸鞘膜的刺激会引起腰部疼痛;肋膜发炎会由于“张性交感”而引起脑部不适[②]。病理的行进现在有了自己惯用的路线。

二、组织不可渗透原理

这是与前一项原则相辅相成的。病态过程是沿着某种组织横向地扩展到不同的领域的,不会纵向地渗透到其他组织里。交感性呕吐只涉及胃的纤维组织,而不涉及胃黏膜;腹膜疾病不伤及骨头,当支气管发炎时,肋膜安然无恙。一个器官的功能统一性并不足以迫使一种病理现象从一个组织传导到另一个组织。在阴囊水囊肿发生时,尽管包膜发炎,睾丸却不受影响[③];尽管脑髓感染极为罕见,但蛛网膜感染十分常见,而且与软脑膜感染各属于不同类型。每一个组织层都拥有和保持各自的病理特征。疾病扩散只涉及同形的表面,而与是否邻近和重叠无关。

---

① 比夏:《普通解剖学》,前言,第1卷,第LXXXV页。

② 比夏:《膜论》,第122至123页。

③ 同上书,第101页。

三、钻孔渗透原理

这项原理并不动摇前两项原理，而仅仅限定前两项原理。它用区域性影响规则来补充同形规则，用承认逐层渗透方式的存在来补充不可渗透规则。一种疾病可能会持续很长时间，因而能够浸润下面的或邻近的组织：这种情况会发生在长期慢性疾病中，例如癌症，这时一个器官的所有组织都相继患病，最终“在一个共同的肉块中混成一片”①。不太容易确定的运动也因此发生了：不是由于浸润，也不是由于接触，而是由于从一个组织到一个组织以及从一个结构到一种功能的双重运动。当一种膜发生病变时，虽然没有感染邻近的膜，但也会在一定程度上阻碍后者正常的功能运作：胃的黏液分泌可能受到纤维组织发炎的影响；思考功能可能受到蛛网膜病变的影响②。组织间渗透的方式可能更加复杂：心包炎在侵袭心脏包膜时，可能引起功能紊乱，从而导致该器官的营养不良，甚至导致其肌肉物质变形③。胸膜炎仅仅是肺胸膜疾病，但是作为结果，胸膜可能分泌蛋白液，在慢性胸膜炎的病例中，这些蛋白会覆盖整个肺；肺会逐渐萎缩，其活动会逐渐减弱，乃至其功能几乎完全停顿，这时肺部的表面和体积都会大大缩小，以至看上去其组织似乎完全被破坏④。

① 比夏：《普通解剖学》，第1卷，前言，第XCI页。

② 同上书，第XCII页。

③ 柯维萨尔：《论心脏和主要脉管的疾病与组织病变》。

④ 贝勒：《肺痨研究》，第13至14页。

四、组织遭受侵袭方式的独特性原理

由上述原理规定其轨迹和运作的各种病变属于一种类型学。这种类型学不仅要考虑病变侵袭的点位，而且要考虑病变本身的性质。比夏在描述这些各不相同的方式时没有走得很远，因为他只是对发炎和硬癌做了区分。如前所述[①]，拉埃内克试图建立一个关于（组织、形式、营养、位置的以及因异物的存在引起的）种种病变的一般类型学。但是组织病变这一概念本身并不足以描述某种组织内在结构遭受侵袭的各种方式。迪皮特兰建议区分两种情况，一种是从一种组织向另一种组织的转变，另一种是新组织的产生。在前一种情况中，由机体产生出一种按常规存在的组织，但它通常只存在于另外的位置，例如非正常的骨化；人们还可以列举出细胞、脂肪、纤维、软骨、骨质、浆液、滑液和黏液的增生；这些涉及的是生命法则的**偏离**，而不是**改变**。在后一种相反的情况中，产生出新的组织，人体组织规律从根本上发生紊乱；病变组织在性质上不同于已有组织；发炎、结核、硬癌和癌症都属于这一类。最后，在把这种类型学表述成组织定位原理时，迪皮特兰指出，每一种膜都有独特的病变：例如，黏膜上易长息肉，浆膜上易发生水肿[②]。正是由于运用了这一原理，贝勒才能够从头到尾地追踪肺痨的演进，辨认出其进程的统一性，确定其特殊形态，并将它与其他症状相似但属于全然不同类型的病变区分开。肺痨的特征在于肺的“逐渐瓦解”，其形式可能是结核、溃疡、结石、长肉芽、

① 参见本书第八章。

② 《病理解剖》(*Anatomie pathologique*)，载《巴黎医学院通报》(*Bulletin de l'Ecole de Médecine de Paris*)，共和十三年，第1期，第16至18页。

黑变病或癌症等等；绝不能把它混同于黏膜发炎（卡他）或浆液分泌变化（肋膜炎），尤其不能混同于另一种同样侵袭肺部但采取炎症形式的病变，即胸膜肺炎[①]。

五、变化之变化原则

一般来说，上一项原则排除了包容不同侵袭方式并依次利用这些方式的斜向病变。但是，确实存在着一些把不同的紊乱联系在一起的变通效应：肺部发炎和黏膜炎本身不是结核病，但是它们会促进它的发展[②]。慢性疾病，至少当一种侵袭持续较长时间时，有时会使另一种疾病后来居上。在突发肿块时，脑充血会引起血管胀大（因而造成头晕、目眩、眼花、耳鸣），如果肿块集中在一点，就会引起血管断裂，造成出血，乃至当即瘫痪。但是，如果充血是由缓慢的侵袭造成的，那么首先会出现脑渗血（伴随着惊厥和疼痛），脑组织也相应地软化——由于与血混合，会在深处发生变化，黏聚成小块（引起瘫痪）——最终造成脑细胞组织乃至蛛网膜的动静脉系统的彻底瓦解。从最先出现软化现象开始，可以观察到浆液渗出，接着是脓汁渗透，聚成脓肿；最后因充血和高血压，血管出脓和极端软化会取代发炎[③]。

这些原理规定了病理的进程，预先描述了病情发展的可能路线。它们划定了它的空间和发展网络，揭示了疾病的脉络。疾病就具有了一种大型有机赘生物的形象，有其独特的发芽形态、生根形态以及特有的生长区域。病理现象按照它们特有的路线和位置在机体内空

① 贝勒：《肺痨研究》，第12页。

② 贝勒：《肺痨研究》，第423至424页。

③ 拉勒芒：《脑部解剖病理学研究》，第1卷，第98至99页。

间化，借此形成了有生命的进程表象。由此产生了两个后果：疾病攀附在生命本身上，从生命那里汲取营养，参与着“互惠作用的交往，其中一切事物都相互跟进，相互关联，紧密结合在一起”①。再也没有从外面插入的事件和性质；而是生命本身在一种被改变方向的功能运作中发生了变化，“归根结底，任何病理现象都出自它们的积累、减少和变化”②。疾病是生命里的派生物。此外，每一种疾病族群都是按照一个活生生的人的模式而被组织起来的：因此就有了结核的寿命，癌的寿命；还有了炎症的寿命；曾被用来说明炎症性状的古老的四项指标（肿块、红斑、热度和疼痛）已经不足以复制出炎症在机体各个层次的发展：在毛细血管中，炎症先后体现为扩散、坏疽、硬化、化脓和脓肿；在白色毛细管中，这种曲线是从扩散发展为白色的结节化脓，再发展为无法医治的侵蚀性溃疡③。因此，所谓疾病侵袭生命的观念必须被替代以内涵更丰富的**病理寿命**的观念。在理解疾病现象时，不是立足于不同类型的疾病本质，而是立足于同样的生命文本：“疾病一直被视为一种紊乱；人们没有认识到它们是一系列相互依存而且通常趋向一个特定目标的现象：病理生命一直被完全忽视。”

这不就是意味着疾病是一种并非混沌的、并且说到底是有序的发展吗？但是，这早就是一个已被认识的事实了；早在这新的解剖学降临之前，植物学的规律性、各种临床形式的恒定性就已经赋予疾病世界以秩序了。新的变化并不在于建立秩序这一事实，而在于秩序

① 比夏：《普通解剖学》，第4卷，第591页。

② 同上书，第1卷，前言，第Ⅶ页。

③ 布鲁塞：《慢性炎症史》（*Histoire des phlegmasies chroniques*），巴黎，1808年版，第1卷，第54至55页。

的模式和基础。从西德纳姆到皮内尔，疾病在探询**自然**与万物秩序的那种理性的一般结构中拥有一种来源和一副面孔。自比夏之后，病理现象是在**生命**的背景下被感知的，因而发现自己是与自己在一个有机的个体中所具有的各种惯用的具体形式联系在一起的。具有明确的变异限度的生命将要在病理解剖学中扮演的角色无异于广义的自然观念在疾病分类学中扮演的角色：它是无限深邃而又封闭的基础，疾病从中找到造成自身紊乱的那些有序的依据。从长远看，漫长的理论变化修正了一种哲学视野；但是，是否可以说它也立刻影响了知觉世界和医生转向病人的目光呢？

毫无疑问，它确实以一种相当坚决的方式做到了这一点。疾病现象在此为自己找到了新的认识论地位。吊诡的是，临床医学的“唯名论”让某种东西在医学凝视的边缘上、在可见性与不可见性之间的灰色边界上漂浮不定，这种东西既是现象及其规律和重新汇聚点的总和，又是现象统一性的严格规则；疾病的真理只是存在于症状之中，但疾病是以真理形式给定的症状。把疾病内容视为有生命的过程这一发现使人们有可能建立一个既不遥远也不抽象的基础，一个尽可能接近于其现象的基础；疾病也就变成生命的纯粹病埋形式。由此也就绕过了原先萦绕着生命秩序和威胁着生命秩序的那些不同类型的疾病本质：生命是直接的、在场的、**超出**疾病之外的可感知事物，而疾病则是在生命的病态形式中展现自己的现象。

难道这不是一种生机论哲学的复活吗？诚然，比夏十分熟悉博尔德（Bordeu）和巴尔泰（Barthez）的思想。但是，如果说生机论是对机体的健康或病态现象的一种专门解释图式的话，那么它就太贫弱了，不足以说明发现病理解剖学这一事件的意义。比夏恢复了生物独特性这一主题，为的是把生命置于更深的和更具有决定性的认识论层次：在他看来，使生命与无生命区分开来的不是生命的一系列特征，而是那种使有机体与非生物的对立能够被感知和被安置的背景，正是在这种背景下，这种对立的冲突才具有了实证价值。生命不是有机体的形式，而有机体是生命对相对立的非生命进行抗争的可见形式。生机论与机械论之间的争论，正如体液病理说与实体病理说之间的争论一样，只是在自然这一过于宽泛的本体论基础给这些解释模式留有余地的情况下才有意义：正常的或非正常的功能运作只有在参照一种先存的形式或一种特定类型时才能得到解释。但是，只要生命本身不仅能够解释一系列自然现象，而且还独自承担了生理和病理现象的一般要素的角色，生机论的概念本身就丧失了其意义和本质内容。由于赋予生命和病理生命以如此根本性的地位，比夏就使医学摆脱了生机论方面的争论及有关方面的种种争论。因此，19世纪初的大多数医生就觉得他们最终摆脱了体系与玄想。这种感觉支持了他们的理论思考。卡巴尼斯和皮内尔这两位医师觉得，他们的方法是一种实现了的哲学①；解剖病理学家则在他们的方法中发现了一种非哲学，一种被废除的哲学，他们在最终学会感知的过程中征服了的哲学：问题仅仅是改变他们的感知所依据的认识论基础。

生命被安置于这一认识论层面，就与死亡相关，因为死亡确实威胁着并可能摧毁生命的活力。在18世纪，疾病既是一种自然，又是一种反自然，因为它拥有一种有序的本质，但它在本质上又损害自然的生命。自比夏之后，疾病同样承担着双重角色，但摇摆于生命与死亡之间。更明白地说，早在病理解剖学诞生之前，人们就认识到从健康

① 参见皮内尔：《哲学疾病分类法》，导论，第XI页，或迪马：《蒙彼利埃医学院讲演集》(*Recueil de discours prononcés à la Faculté de Médecine de Montpellier*)，蒙彼利埃，1820年版，第22至23页。

通向疾病，然后通向死亡的途径。但是这种关系绝不是在医学感知的基础上构想出来的；在19世纪初它获得了一种可以解析成两个层次的形象。这就是我们已经知道的形象：死亡作为一个绝对的观察生命的视点和打开生命真相的开口（就这个词的各种意义而言，甚至包括最技术性的意义）。但是死亡也是生命在日常实践中与之对抗的东西；在死亡中，生命体很自然地分解自身：因此疾病就丧失了作为偶然事件的古老地位，成为生命与死亡关系中的内在的、恒定的和流动的维度。人之所以死亡不是因为生病；从根本上讲，人之所以会生病是因为他会死亡。因此，在生命-疾病-死亡的时序关系的背后，可以描画出另一种在先的和更深层的形象：它把生命与死亡联系起来，从而还解放了疾病的征候。

早先，死亡表现为凝视的条件，使凝视能够在读解事物表面时把病理事件的时间聚合在一起；它使得疾病最终得以表述成一种真理话语。现在，它表现为疾病存在的根源，生命固有的可能性，但它又强于生命，压榨生命，扭曲生命乃至最后使之消失。死亡就是生命中可能实现的疾病。此外，尽管对于比夏来说病理现象确实是与生理过程相关，而且是由生理过程衍生出来的，但是在由这种衍生过程构成的显露病态事实的那种间隔中，这种衍生过程是以死亡为基础的。生命中的偏差属于生命的秩序范畴，但这是一种走向死亡的生命。

由此，随着病理解剖学的出现，“退化”（dégénération）[①] 概念就具有了重要性。这是一个古老概念：布封（Buffon）曾经把它应用于单个或一系列偏离其特定类型的个体上[②]；医生们也用它来表示强健的

① 医学中又译为“变性”。——译注

② 布封：《自然史》（*Histoire naturelle*），《全集》（巴黎，1848年版）第3卷，第311页。

自然人在社会、文明、法律和语言中生活必然会逐渐衰弱，沦入一种人为的和不断患病的生活；“退化”（变性）意味着一种初始状态的衰败，而这种初始状态被理所当然地显示为各种完善程度和各个时代的顶峰；在这种观念里汇集了历史、非典型和反自然的一切消极因素。自比夏之后，由于退化（变性）立足于最终被概念化的死亡感知，因此它逐渐被赋予了一种积极的内容。柯维萨尔处于这两种含义的交界，因此这样来定义器官疾病：“一个器官或任何密实的生命体，仅仅因其顺从简便的、有规律的和经常性的活动，就足以导致其整体或某个部分从自然状态退化，以一种可感知的恒久方式产生危害和紊乱。”①这个宽泛的定义涵盖了各种可能的解剖变异和功能变异形式；而且这也是一个消极的定义，因为退化（变性）不过是相对于自然状态而被侵占的一段距离：但是，这个定义已经认可了一种实证分析的最初进展，因为柯维萨尔将其形式具体规定为“组织的变异”，对称关系的改变以及“物理和化学存在方式”的变化②。在这种意义上，退化（变性）就成了一种可以容纳（进而支撑和描绘）病理现象奇异点的外在曲线；同时它又是读解病理现象的精巧结构的支配性原理。

在这样的一般性框架里，这个概念的适用范围引起了争议。在一篇关于器官疾病的报告里，马丹（Martin）将组织的发育构成（无论熟知的还是新类型的）与变性做了比较，认为严格意义上的变性仅仅是修改了组织的形式或内部结构③。克律韦耶也批评“变性”概念被用得太滥，他希望仅仅将它用来指机体在紊乱活动中制造出健康状态所没有的组织；这种组织通常表现为“灰色脂肪结构”，出现在肿

① 柯维萨尔：《论心脏和主要脉管的疾病与组织病变》，第636至637页。

② 同上书，第636页，注1。

③ 参见《医学科学通报》（*Bulletin des Sciences médicales*），第5卷，1810年版。

瘤、侵害器官的不规则生成物、溃疡或瘘管中[①]。在拉埃内克看来，人们在两种确定的情况下可以讨论变性：一种是某一个组织转变成另一种在机体中以不同形式和位置存在的组织（软骨的骨质变性，肝的脂肪变性）；另一种是某一个组织呈现出没有前例的结构或形状（淋巴腺的结核变性，肺部的结核变性，卵巢或睾丸的硬癌变性）[②]。但是，在两个组织发生病理重叠时，绝不能说是变性。硬脑膜明显变厚时，不一定是骨化；在解剖检查时，有可能从一面剥离出蛛网膜，从另一面剥离出硬脑膜，然后显露出夹在这两种膜之间的一种组织，而这种组织不是它们之中任何一个的变性发展。只有发生于组织结构中的过程，才可能是变性；这是其自身演变的病态维度。当某个组织本身患病时，该组织才会变性。

这种组织疾病可以用三个指标来描述。它不仅仅是衰败，也不是一种自由的偏离；它服从某种法则："在生命的创建和破坏中，自然都受到不变的法则约束。"[③]因此，机体的法制不纯粹是一种不稳定的脆弱进程；它是一种可逆转的结构，其各个阶段都循着某种确定的途径："生命的种种现象即使在发生变异时也遵循着一定之规。"[④]显示这种途径的是组织程度越来越差的图像：首先，形状变得模糊（不规则的骨化）；然后，器官内部发生分化（肝硬化，肺样变）；最后，组织的内聚性消失：当动脉发炎时，细胞鞘"变得可以像

① 克律韦耶：《病理解剖学》（Cruveilhier, *Anatomie pathologique*），巴黎，1816年版，第1卷，第75至76页。

② 拉埃内克：《医学科学词典》，"变性"条，1814年版，第8卷，第201至207页。

③ 拉埃内克：《病理解剖学新论》导言和第1章第52页。

④ 迪皮特兰：《解剖学几个问题刍议》（*Dissertation inaugurale sur quelques points d'anatomie*），巴黎，共和12年版，第21页。

脂肪一样被切割下来”[①]，肝脏可以不费力地被扯开。这种解体发展到极端甚至变成自我破坏，例如结核变性，当内核逐渐溃烂时，不仅引起腺细胞组织的破坏，而且引起结核本身的破坏。因此，变性不是回归无机性；毋宁说，只是在它确定无疑地趋向死亡这种意义上，它才是这样一种回归。它所特有的解体并不是无机物的解体，而是非生命的解体，是陷入自我破坏过程中的生命的解体：“当肺部病变自动造成该器官的逐渐解体，进而造成该器官变异和最终导致死亡时，我们应该把这种病变称作肺痨。”[②]这就是为什么有一种变性始终伴随着生命，而且在整个过程中界定着生命与死亡的对峙：“器官的活动导致器官的部分变异和病变，这种想法是大多数学者不屑于考虑的。”[③]磨损是器官活动的一个不可抹杀的时间性尺度：它测量着使组织被瓦解的那种无声息的效应，组织之所以被瓦解仅仅因为它们履行了自己的功能，它们遇到了能够“克服它们的抗拒”的“众多外部因素”。从它们开始发挥作用和遭遇外部世界之时起，死亡就开始逐渐地显示它的临近：它不仅渗入种种形式的可能的偶然事件中，而且它伴随着生命形成自己的运动和节奏，形成一个既构建生命又摧毁生命的独特脉络。

变性存在于生命的原理本身和死亡的必然性（死亡与生命密不可分）以及疾病的最一般的可能性之中。这个概念与解剖病理学方法的结构性联系现在完全清晰地显现出来了。在解剖学感知中，死亡是一个制高点，从那里向下观看，疾病是向真理洞开的；生命-疾病-死亡的三位一体联结成一个三角形，其顶点是死亡；感知只有在

① 拉勒芒：《脑部解剖病理学研究》，第1卷，第88至89页。

② 贝勒：《肺痨研究》，第5页。

③ 柯维萨尔：《论心脏和主要脉管的疾病与组织病变》，前言，第XVIII页。

用自己的凝视深入死亡时，才能把生命和疾病变成一个统一体。而且，现在在可感知的结构里可以看到同样的构型，只不过表现为一种颠倒的镜像：实际绵延的生命与作为偏离可能性的疾病都在死亡那深埋之点找到自己的起源；死亡自下而上地操控着它们的存在。虽然在解剖凝视之中死亡是回溯地说出疾病的真相，但它早已预先创造了使疾病的实际形式得以存在的可能。

千百年来，医学一直在寻找能够界定疾病与生命之间关系的接合（表述）方式。只有第三项的介入才能赋予它们之间的接触、共存和相互干扰以一种以可能的概念和丰富的感知为基础的形式；这第三项就是死亡。以死亡为出发点，疾病就被具体呈现在一个与机体的空间相重合的空间里；死亡追循着疾病的线路，并对疾病进行切割；死亡自身是按照疾病的一般几何学组织起来的，但是它也屈从疾病的各种特征。自死亡被引进一种技术的和概念的推理法之时起，疾病既能够被空间化，又能够被个人化。空间与个人这两个相互关联的结构是从一种基于死亡的知觉中必然派生出来的事物。

疾病在其深层运动中是沿着组织做出反应时所循的那些晦暗却又必然的途径。但是，疾病的实体现在已明晰可见，医师的凝视完全可以读解没有秘密的现象群，即疾病不仅可以根据征候来辨认，而且可以通过彻底界定疾病本质的症状整体来读解，那么由此会出现什么情况呢？这整个语言难道不会丧失自身分量而减缩成既没有语法结构也没有语义必然性的一系列表面事件的堆积吗？在给疾病指定了这个由实体组成的封闭世界中的秘密途径时，病理解剖学就降低了临床症状的重要性，用一种更复杂的经验取代了可见性方法论。在这种经验中，真理只有经过通向无生机世界、通向对被切割的尸体施加的暴力、进而通向由立体几何学取代活生生的意义的那些形式的途径，才能从不可企及的保留地浮现出来。

征候与症状之间的关系发生了一种新的颠倒。在最早的临床医学中，征候在性质上与症状并无二致[①]。疾病的每一种表象，只要没有遭到根本的修正，只要有经验的医学读解能够把它置于疾病的时序性整体中，就具有作为一种征候的价值。每一种症状都是一种潜在的征候，而征候不过是一种被读出的症状。现在，在解剖临床感知中，症状可能完全保持沉默，被人们确信症状必定配备的那种有意义的内核被证明根本不存在。何种可见的症状能确定地表示肺痨呢？不是呼吸困难，因为这种症状在慢性卡他性炎中也可以看到，在结核病人那里却看不到；也不是咳嗽，因为这种症状也见于胸膜肺炎，却并不总见于肺痨；也不是消耗热，因为这种症状常见于肋膜炎，而在肺痨中只是在晚期才频繁出现[②]。对于因这种种症状的沉默所引发的问题，人们可以绕过去，但不可能克服。征候恰恰起了这种转弯抹角的作用：它不是那种说话的症状，而是在症状根本没有说话的情况下起替代作用。1810年，贝勒不得不逐一否定肺痨的所有征候学标志：其中没有一项标志是明显的或确定的。九年后，拉埃内克在给一个他认为患了肺卡他性炎和胆汁热的病人听诊时所产生的印象是，他听到直接从胸腔发出的声音，这种声音出自大约一平方英寸的一小块表面。这或许是肺部病变的效应，是肺部的一个开口。他在大约二十个肺痨患者身上见到同样的现象；于是他将这种现象与在肋膜炎患者身上观察到的极其类似的现象区分开：后者的声音似乎也出

① 参见本书第六章。

② 贝勒：《肺痨研究》，第5至14页。

自胸腔，但比通常的声音更尖锐；它似乎又细又颤[①]。因此，拉埃内克把“胸语音”定为肺痨的唯一确定的示病征候，把“羊音”定为胸膜炎积液的征候。人们可以看到，在解剖临床经验中，征候的结构与几年前临床方法所认定的结构完全不同。在齐默尔曼或皮内尔的感知中，征候最善于表达，最确定，在疾病的表象中占据着最大的面积：例如，发烧是主要症状，而且往往是最确定的征候，也最接近本质，一系列所谓的“热病”都可以据此来识别。在拉埃内克看来，征候的价值不再与症状的延伸有关；它的那种边际性的、有限的、几乎不可感知的性质，使它能够纵横穿越疾病的可见实体（由一般性的和不确定的因素构成的实体）并一下子触及疾病的本质。正是由于这种情况，它摆脱了它在纯临床感知中所拥有的那种统计结构：为了产生出确定性，征候只能属于一种汇聚的系列，那种组合承载着真理，而征候是那种组合的一个随机构型；现在唯有征候能够发言，而它宣布的东西是毋庸置疑的：咳嗽、长期发烧、虚弱、咯痰和咯血逐项相加，确定为肺痨的可能性越来越大，但是说到底，依然是不确定的；胸语音一项就可以准确无误地确定它。最后，临床征候意指的是疾病本身，而解剖临床征候意指的是病变损害；虽然某些组织变异是几种疾病共有的，但征候在揭示它们时丝毫不能说明这种紊乱的性质：人们能够观察到肺的肝样变，但是显示这种情况的征候不能表明是什么疾病造成这种情况[②]。因此，征候只是表示一种病变发生，绝不能显示一种病理实质。

因此，在临床医学的世界里，有意义的感知在认识论上既不同于

① 拉埃内克：《论间接听诊》（*Traité de l'auscultation médiate*），巴黎，1819年版，第1卷。

② 肖梅尔：《普通病理学基础》（A. -F. Chomel, *Eléments de pathologie générale*），巴黎，1817年版，第522至523页。

它最初的形式，也不同于被解剖方法修正了的形式。这种不同甚至表现在自比夏之后对待脉搏的态度上。在梅纽雷看来，脉搏是一种征候，因为它是一种症状，即它是疾病的一种自然表象，与疾病本质息息相通。因此，“饱满、强劲、反弹”的脉搏表示血液充盈、脉搏过于激烈、血管系统充血，而这一切暗示可能有突发的出血。脉搏“因自身的种种原因而维持着机体的构造，维持着其最重要和最广泛的功能；通过灵巧地捕捉它那发展完备的特征，就能揭示人的整个内部世界”；借助脉搏，“医生就进入了造物主的科学”[①]。在区分头部、胸部和腹部的脉搏时，博尔德并不改变对脉搏的感知方式。问题始终是读解处于演变过程中的特定病理状态，预测其最可能的发展；因此，单纯的胸部脉搏是柔和的、饱满的和扩张的；脉搏既是均匀的，又是波动式的，从而构成一种双重脉波，“它的舒畅、柔和与轻柔的振荡力量使它不可能与其他脉搏混淆起来”[②]。它是胸部正在进行吐故纳新的一个标志。相反，当柯维萨尔给病人号脉时，他寻找的不是某种疾病的症状，而是某处病变的征候。脉搏不再具有以柔和或饱满等性质来表达什么的价值；解剖临床经验使人们有可能描绘出脉搏的表象与每一种病变类型一一相对的画面：没有并发症的活动性主动脉瘤，其脉搏强劲、坚实、震颤，而且频率加快；单纯的不活动的主动脉瘤，其脉搏柔和、缓慢、有规律，但很容易被压抑；永久性的血管狭窄，其脉搏不规律、不均匀、起伏较大；暂时性血管狭窄，其脉搏是断断续续的，其间隔也是不规律的；在血管硬化、骨化或软化时，其脉搏虚弱，几乎察觉不到；在一根或几根肌束断裂时，脉搏急促、紊乱，甚至是痉

① 梅纽雷：《脉搏新论》(*Nouveau traité du pouls*)，阿姆斯特丹，1768年版，第Ⅸ至Ⅹ页。

② 博尔德：《脉搏研究》(*Recherches sur le pouls*)，巴黎，1771年版，第1卷，第30至31页。

挛性的[1]。这里不再考虑如何使科学模拟造物主的科学,如何与自然运动的法则取得一致,而是考虑对一些关于特征信号的知觉进行概括。

征候不再用疾病的自然语言来表达什么;它只是在医学探究所提出的疑问中才获得形式和价值。因此,什么也不能阻止医学探究对它的召唤和虚构。它不再是疾病本身自动表述出来的东西,而是研究方式和患病机体之间被促成的接触点。这就解释了为什么柯维萨尔能够复兴奥恩布鲁格相对古老并被完全遗忘的发现,而没有遇到任何重大的理论障碍。这一发现被重新建立在根基牢固的病理学认识的基础上:在许多肺部疾病中,胸腔容纳的空气体积缩小了。这也可以用一个简单的经验证据来解释:敲打一个木桶时,声音的沉闷程度可以显示木桶里的填充程度。最后,这可以用对尸体的实验来证实:"如果给一个尸体的胸部音响腔注射液体,那么在胸部被注入液体的一侧,随着被注入液体的高度不断增加,声音也变得越来越沉闷。"[2]

可以想见,18世纪末的临床医学自然会忽略这样一种技术,即在没有症状的地方人为地制造出某种征候,在疾病不表现自己的时候人为地召唤某种反应:临床读解与临床治疗一样是有所期待的。但是,一旦病理解剖学迫使临床实践去探询身体的器官深层,把只是在深层才显示的东西展现在表面,重视某种能够突然发现病灶的技能就再度变成了一种有科学根据的想法。回归奥恩布鲁格与回归莫尔加尼一样,是由同样的结构改组促成的。如果疾病仅仅是由症状网组成的,那么叩诊就没有意义;它之所以有必要,只是因为病人几乎

① 柯维萨尔:《论心脏和主要脉管的疾病与组织病变》,第397至398页。
② 奥恩布鲁格:《胸内科疾病新辨识法》,第70页。

无异于一个注入液体的尸体，一个填充一半的木桶。

确立这些人为的或自然的征候，也就是在一个活的人体上投射解剖病理定位标记的整个网络：描绘一个未来的尸体解剖的点位图。因此，关键是把深藏的东西展现在表面；征候学(séméiologie)将不再是一种**读解**，而是能够构成**投影病理解剖学**的一组技术。医师的凝视转向病理事件的序列和区域；它必须既是共时性的，又是历时性的，但不管怎样它必须服从时间；它总是在**解析一种序列**。解剖临床医师的凝视必须**测定一个体积**；它处理的是在医学中第一次出现的三维空间数据。如果说过去的临床经验意味着构建一个由**可见物和可读解物组成的混合网络**，那么新的征候学则需要一种**感觉的三角测量法**，迄今被医学技术排除在外的各种图集都需要编制：除了视觉外，还需要听觉和触觉。

千百年来，医生已经在尝病人的尿的味道。后来他们开始触摸、拍打和倾听。难道这是启蒙的进步最终消除了道德禁令所造成的吗？如果确实如此，那就很难理解为什么在拿破仑帝国时期柯维萨尔需要恢复叩诊，为什么在复辟时期拉埃内克首次把耳朵贴在女人胸脯上。道德障碍只是在有了认识的需要时才会被体验到；科学的必要性揭示了何为禁忌：秘密是知识创造出来的。为了认识循环系统的力量，齐默尔曼希望："医生能够在这方面自由地进行观察，把他们的手直接放在心脏上。"但是他补充说："我们苛刻的道德阻止我们这样做，尤其是涉及妇女时。"[①]1811年，杜布雷批评这种"虚假的斯文"，这种"过分的克制"；这并不意味着他主张毫无保留地进行这种实践："这种探索虽然严格地在衬衫上进行，但应该尽可能地审慎稳

① 齐默尔曼：《论医学经验》，第2卷，第8页。

重。”[①] 道德屏障被认为是必要的，因此成为一种技术上的中介。**求知欲**（libido sciendi）因它所诱发和发现的禁忌而变得更加强烈，它为了避开禁忌反而把禁忌变得更加专横；前者给后者提供了科学的和社会的理由，把后者纳入必然性范畴，为的是能够在表面上更容易地将它从伦理范畴中抹去，并且以它为基础建构一种既穿越它又维护它的结构。阻碍接触的不再是羞耻感，而是肮脏和贫困；不再是身体的纯真，而是身体的污秽。听诊不仅过于直接，而且“对于医生和病人都是不方便的；厌恶本身就或多或少使之在医院里难以实行；在大多数女患者的病例中，它很少被使用，在某些女患者的病例中，乳房的大小成为使用这种方法的有形障碍”。听诊器就显示了一种禁忌是如何转变为厌恶，显示了一种有形障碍的程度：“1816年，一位年轻人找我看病，她呈现出心脏病的症状。由于她很肥胖，用手触摸和叩诊难以确诊。病人的年龄和性别，使我无法进行我刚刚说到的检查（用耳朵听心前区），因此，我突然想到一种著名的声学现象：如果把耳朵放在一根木梁的一端，就能十分清晰地听到掉到另一端的别针的声音。”[②] 听诊器将距离变得实体化了，沿着一个半触觉、半听觉的轴线传递种种看不见的深层事件。身体之外的工具性中介认可了一种退却。这种退却能够度量出显示相关的道德距离；身体接触的禁忌使人们有可能固定在可见领域之下发生的事情的虚象。对于隐藏的事物，羞耻的距离是一个投影屏幕。人们**不能**看到的东西是在与人们**不应**看到的东西有一段距离的地方显示出来的。

医学凝视如此武装起来之后所包含的内容就不仅仅是“凝视”

① 杜布雷：《普通征候学》。

② 拉埃内克：《论间接听诊》，第1卷，第7至8页。

这个词所能涵盖的了。它把不同的感觉领域囊括在一个单一的结构里。视觉-触觉-听觉三位一体规定了一个感知构型。在这种感知构型中,无法触及的疾病被人们用标记来追捕,在深处探测,并被拉到表面,被虚拟地投影在尸体的溃散器官上。由于对不可见物进行空间上的安排,"瞥视"就变成了一种复杂的组织。每一个感觉器官获得部分的工具性职能。因此,眼睛当然就不具有最重要的功能了;除了"皮肤的组织和黏膜的初始部分"外,视觉还能笼罩住什么呢?我们通过触觉可以确定内脏的肿瘤、硬癌块、卵巢肿大以及心脏肥大;我们用耳朵可以知觉到"骨头的碎裂声、动脉瘤的杂音、胸腹部被敲打时发出的某种清晰的声音"①。医学凝视现在被赋予了一种多重知觉结构。这种凝视在触摸、聆听,而且在观看,但观看并非本质上的或必然的。

在此我破例引用一个医学史专家的话:"一旦人们用耳朵或手指在有生命的人体上来辨认尸体解剖所揭示的东西,对疾病的描述以及所采取的治疗方法就具有了全新的方向。"②

但是,我们绝不能忽视本质的东西。触觉和听觉的维度不是简单地添加进视觉领域里的。对于解剖临床感知必不可少的感觉三角形依然处于可见征候的主宰之下:原因在于,第一,这种多元感官的感知不过是提前宣布了尸体解剖所代表的那种凝视的胜利;第二,耳朵和手不过是在死亡将可见物的明晰存在揭示出来之前的临时替代性器官;第三,这种对生命(即混沌的暗夜)的测定,旨在预测当死亡

① 肖梅尔:《普通病理学基础》,第30至31页。

② 参见达朗伯格:《医学科学史》(Daremberg, *Histoire des sciences médicales*),巴黎,1870年版,第2卷,第1066页。

的光天化日来临时会是什么情况。最重要的是，解剖所发现的变异是器官或其组织的“形状、大小、位置和方向”①，也就是从来源说属于凝视的那些空间数据。当拉埃内克说到结构的变异时，绝不是谈某种可见性之外的东西，甚至也不是谈敏锐的触觉可以感知的某种东西，而是在谈连续性的断裂，体液的积累，非正常的膨胀，组织的红肿所显示的发炎②。无论如何，感知探索的绝对限度和深度总是由一种至少具有视觉可能性的清晰平面来大体划定的。比夏在谈到解剖学家时说：“他们是在画一幅画，而不是在了解事物。他们应该去观看而不是去沉思。”③当柯维萨尔在听一个机能不正常的心脏时，或者当拉埃内克在听一个颤抖的声音时，有一种凝视秘密地在他们的听觉里作祟并激发着他们的听觉，因此他们看到的是心脏肥大或渗血。

因此，自从病理解剖学被发现之后，医学凝视就获得了双倍功能：一方面是一种局部的和被划定范围的凝视，触觉和听觉的有边界的凝视，仅仅覆盖着一个感觉领域，基本上在可见的表面上运作；但另一方面还有一个绝对的、具有彻底的整合功能的凝视，能够支配和建立全部的知觉经验。正是这种凝视把视觉、听觉和触觉都感受不到的东西建构成一个主宰的统一体。当医生使用他的所有感官进行观察时，另外有一只眼睛直逼事物的基本可见性；虽然各个感官被迫面对的是生命的透明现象，但医生本人则借此毫不含糊地直接考虑死亡的明确实体。

这种结构既是知觉结构，又是认识论的结构。它支配着临床解

① 比夏论德佐的文章，见《德佐外科学文集》(*Œuvres chirurgicales de Desault*)，1798年版，第1卷，第10及11页。

② 拉埃内克：《医学科学词典》，“病理解剖学”条，第2卷，第52页。

③ 比夏论德佐的文章，见《德佐外科学文集》，第1卷，第11页。

剖学以及所有派生出来的医学。它的原则就是**不可见的可见性**。真实原本应该是为眼睛而制造出来的，现在却被迫避开眼睛，但同时又通过那种回避它的努力偷偷摸摸地揭示出来。知识在一整套**掩盖物**（enveloppes）的把戏中**展开**（se développe）；被掩盖的因素采用了被掩盖内容的形式和节律，这就意味着，与**面纱**一样，它是**透明**的[①]："当包裹我们身体各部分的不透明的掩盖物对于他们的老练眼睛来说不过是一层透明的面纱，揭示出身体的整体和各部分之间的关系时"，解剖学家的目标"也就达到了"[②]。各个感官都伺机穿透这些掩盖，竭力绕过它们或掀开它们；诸感官活跃的好奇心发明了无数的方法，其中甚至包括无耻地利用羞耻心（听诊器就是一个证明）。但是知识的绝对之眼早已占有了粗闷声、尖厉声、啸叫声、心悸、皮肤的粗糙或柔软、各种呼喊，并把它们重新吸纳进它的由线段、平面和体积组成的几何学。这是对可见事物行使的宗主权。在与权力和死亡联系起来后，它变得更加专横。吊诡的是，那种进行掩盖的东西，那种笼罩真实的黑夜之幕反而是生命；相反，死亡却将人体黑箱暴露给白昼的光芒：晦暗的生命，明澈的死亡，西方世界的这些最古老的想象价值以一种奇怪的情理在这里交错。如果我们同意把病理解剖学的发现当作与从火葬文明向土葬文明转变同属一类的文明事实的话（我们怎么会不同意呢），这种反常的情理恰恰是病理解剖学的意义所在。19世纪的医学被这种绝对之眼笼罩着，后者把生命尸体化，然后在尸体中发现脆弱破碎的生命之肋。

---

① 这一结构不是从19世纪初才开始的；就其基本形式而言，它从18世纪中期就支配了欧洲的知识和色情表现的各种形态，其盛世延续到19世纪末为止。我将在随后的一部著作中研究它。

② 比夏论德佐的文章，见《德佐外科学文集》，第1卷，第11页。

过去，医生是通过“永生不死”的伟大神话，至少是通过“生存边界在不断扩展”的神话来与死亡交流[①]。现在，这些对一些人的生命进行观察的人是用精细而严格的凝视来与那些人的死亡进行交流。

但是，这种把疾病投影到绝对可见的平面上的做法给医学经验提供了一个不能逾越的基础。凡是不在凝视范围之内的东西均归于可能的知识领域之外。因此，最初的医生拒绝了一些科学技术。比夏甚至拒绝使用显微镜：“当人们探望黑暗时，每个人都用自己的方式进行观看。”[②]病理解剖学唯一承认的可见性类型是由日常凝视所界定的：这是法理上的（de droit）可见性，而不是（像在显微镜下探查的）那种自然的（de nature）不可见性，前者是用暂时的不可见性包裹了一种不透明的透明性，后者迫使人们临时使用人为放大的凝视技术。在最初的几年里，对病理组织的分析是以让我们今天看来很奇怪，但当时具有结构上的必要性的方式，甚至摈弃了最古老的光学仪器。

更意味深长的是对化学的排斥。拉瓦锡所使用的分析方法成为新解剖学的认识论楷模[③]，但是，这并不是他的视野在技术上的延伸。18世纪的医学有许多实验观念；当人们想知道炎症性热病是由什么构成的时候，就会进行血液分析：将凝聚体的平均重量与“从中分离出来的淋巴液”的重量进行比较；对从病人和健康人身上获取的固体性和挥发性盐块以及油块和土块进行蒸馏和测定[④]。到19世纪初，这种实验机制消失了；唯一存留的技术问题是，人们想知道解剖患

① 参见直至18世纪末的著作，例如胡弗兰德，《长寿术或生命延长术》（Hufeland, *Makrobiotik oder der Kunst das Leben zu verlängern*），耶拿，1796年版。

② 比夏：《膜论》，巴黎，共和八年版，第321页。

③ 参见本书第八章。

④ 朗格里什和塔博做的试验，转引自索瓦热：《系统的疾病分类学》，第2卷，第331至332页。

炎症性热病的病人尸体是否能够揭示出可见的变异。拉埃内克解释说:“为了说明一个病灶,通常只需描述它的物理特征或可感知的特征,表明它在发展和终结时的历程”;人们有时顶多需要利用一些“化学反应”,但它们应该是十分简单的,而且有可能“揭示某些物理特征”:例如可以对肝脏进行加热,或者给不知是脂肪还是蛋白质的变性加一点酸液[①]。

凝视独自主宰着可能的知识场域;技术的干预会提出不可见结构这一层次上的测量、实质和构成等问题,因此遭到排斥。分析的展开不是无限地下降到最精微的构型,最终到无机世界的构型;如果沿着这样一个方向,它很快就碰到凝视给它设定的绝对限度,然后它就会拐一个直角侧滑,转向对个别特性的鉴别。在可见物逐渐消解融入不可见物的过程中,在它消失的端点,独特性开始起作用了。一种关于个人的话语再次成为可能,更准确地说,再次成为必要,因为经验的图像将会解除凝视的武装,只有用这种话语方式凝视才能避免在经验的图像中否定自己,抹杀自己。可见性的原则在对病例的鉴别读解中有其应变之策。

这种读解的程序完全不同于最早的临床经验。分析方法仅仅从语义依托这一功能的角度来考虑“病例”;病例的共存形式或序列形式使得人们有可能消除病例中的任何偶然或可变的因素;其可读解的结构仅仅出现在非本质的东西被消解的过程中。临床医学成为病例的科学,以至于它一开始就趋向于缩小个别性。在解剖方法中,个别知觉是按照空间四边形来限定的,并据此构成了最精细、分化最彻底的结构,而且吊诡的是,这一结构既是对偶然性最开放的,同时又

① 拉埃内克:《病理解剖学新论》,导言和第1章,第16至17页。

是最有解释力的。拉埃内克对一个呈现出心脏病典型症状的妇女进行了观察：苍白、肿胀的脸，发紫的嘴唇，浸润的下肢，急促的气喘，阵发的咳嗽，不能平躺。尸体解剖显示的却是带有结石空洞的肺痨，中央是黄色结核，周围是灰色透明的结核。心脏几乎完全处于自然状态（只有右心房膨胀得厉害）。但是左肺被细胞皱襞粘连到肋膜上，并且这一区域被不规则的聚合条纹所覆盖；肺的顶部呈现出相当宽的交错条纹①。这一结核病灶的特殊变异可以解释那种困难的而不是窒息的呼吸以及循环系统的变异，从而造成了临床上一种独特的心脏病表象。解剖临床方法破天荒地将一种个别变异的恒定可能性整合进疾病的结构里。以前的医学里当然也包含这种可能性，但它只是被想象成病人的气质、环境的影响、外界为改变病理类型而实行的治疗干预等抽象形式。在解剖知觉中，疾病只是以某种"变动"（bougé）的方式呈现出来；它从一开始就是由嵌入、缓进、强化、加速等因素来构成它的个别形态。这种形态不是添加到病理偏差上的另外一种偏差；疾病本身是属于其偏差本质的一种永恒的偏差。只存在着个别的疾病：不是因为个人会反过来影响他所患的疾病，而是因为疾病的活动理所当然地是以个别的形式展开的。

因此医学语言就出现了新的转折。问题不再是通过一种两相对应的安置来把可见事物提高为可读解事物，不再是通过符码化语言的普遍性来把可见物变成一种有含义的东西；相反，问题是要让词语经受某种定性的、更具体的、更个别化的、更模式化的推敲；重视颜色、坚实性和"纹理"；重视比喻而轻视测量（像某某一样大，有某某那样大）；评定简单运作（撕、按、压）中的难易程度；评估综合感觉的

① 拉埃内克：《论间接听诊》，第1卷，第72至76页。

性质（平滑、油腻、凹凸不平）；与日常的或正常的状态进行经验比较或参照（比自然状态更深），一种介于“半充气的湿膀胱被人用手指挤压和健康的肺部组织的自然捻发音”之间的感觉①。问题不再是使一个感觉领域与一种语义因素相互对应，而是使语言完全返回到这样一个区域，在那里被感知的事物因其独特性而有可能逃避词语的形式，最终因为不能被言说而成为不可感知的事物。因此，**发现**将不再意味着**读解**无序状态背后的一种基本统一性，而是意味着将语言波浪的泡沫界限稍稍推后，使其侵入沙滩区域，后者依然向感知的明晰性开放但已不再向日常言语开放。也就是说，将语言引入凝视失语的昏暗之处。这是一项艰巨而精细的工作；这是**揭示**的工作，正如拉埃内克在混乱的硬癌肉块之中清晰地揭示了医学感知史上第一个肝硬化的肝脏。其行文具有无与伦比的精美形式，以一种连贯的展开方式，将一种追循感知并具有原创风格魅力的语言的那种内在修炼与对迄今尚未被感知的病理个性的征服结合在一起：“肝脏虽然体积缩小至三分之一，但依然隐藏在它所占据的区域里；它的外表变得略微有些凹凸，呈现黄灰色；在切割时，它显得完全是由一堆大大小小的圆形或椭圆形的米粒构成的。这些颗粒很容易被分离开，但它们之间没有任何间隙使我们能够发现肝脏的真正组织的某种残存部分；它们是淡黄褐色的或红黄色的，有些部分接近于绿色；它们那相当潮湿而不透明的组织在触摸时与其说是柔软不如说是松弛，而且当人们用手指挤压颗粒时，只有一小部分被捻碎，其余部分给人的感觉像一块柔软的皮子。”②

① 拉埃内克：《论间接听诊》，第249页。

② 同上书，第368页。

可见的不可见物的图像将解剖病理感知组织起来，但是正如人们看到的，是按照一种可转换的结构来组织的。在解剖凝视的最高权力恢复之前，活生生的个别性、症状的交错、机体的深部事实上一度显得是不可见的——这涉及**可见性**的问题。但是，这同样是个别变异的**不可见性**问题，甚至像卡巴尼斯这样的医师都觉得这个问题是不可克服的[①]，而一种锲而不舍的锋利语言经过努力最终使这种不可见性具有了常见的清晰性，变成对一切人都是可见的事物。语言和死亡在这种经验的各个层次上而且从头到尾地展开运作，目的完全在于最终能够把长期以来的可见的不可见物呈现给科学感知——这种可见的不可见物就是那近在眼前而又不许窥视的秘密：关于个人的知识。

个人不是呈现生命的最初和最鲜明的形式。它只是在一种长期的空间化运动结束之时才呈现给知识，而这种空间化运动的决定性工具就是对语言的某种运用和对死亡的艰辛概括。柏格森试图不考虑空间而在时间中，在对内在性的默默捕捉中，在对不朽性的疯狂追求中来寻找想象活生生个体性存在的可能条件。这绝对是错误的。比夏在他之前一个世纪就给了我们一个更严厉的教训。古老的亚里士多德法则禁止将科学话语应用于个人身上。当死亡在语言中找到了其概念的安身之地时，这种禁忌就被破除了：空间于是将已分化出来的个人形态呈现给凝视。

按照历史一致性的秩序，将死亡引入知识的这一过程十分漫长：18世纪人们重新发现自文艺复兴就已模糊地提出的主题。从死亡

① 见前文。

中窥见生命，从其变化中窥见不朽，从其笑容中窥见固定的骷髅式空间，在其最后时刻窥见无数生命攒动的某种相反时间的开始，乃是巴罗克经验的结构。在上一个世纪，即桑托广场的壁画四百年后，人们看到这种经验的再现。事实上，比夏不正是与突然把色情（erotisme）及其无法避免的终点——死亡——引进最正规的论述话语中的人处于同一个时代吗？知识与色情再一次通过这种重合暴露了它们之间密切的亲缘联系。在18世纪的最后岁月，这种联系开始迫使死亡承受这一任务，承受语言的反复尝试。19世纪将不厌其烦地谈论死亡：戈雅（Goya）笔下野蛮而哀凄的死亡，格列柯（Géricault）笔下触目惊心的、显露肌肉的雕塑式死亡，德拉克洛瓦（Delacroix）笔下火光中放荡的死亡，拉马丁（Lamartine）笔下平静似水的死亡，波德莱尔笔下的死亡。应该认识到，生命完全是献给那种残忍的、化简的和已经让人无法忍受的知识的，而那种知识只是期望着生命死亡。凝视包围、抚摸、切割和解剖着最带有个性的肉体，并查点着它的秘密咬痕。它就是那种专注的而非散漫的凝视，它早已从死亡制高点宣判了生命。

但是，与文艺复兴时期相比，19世纪生命中的死亡感知有不同的功能。在文艺复兴时期，这种感知具有还原的意义：命运、境遇和状况的差异都被它的普遍性姿态抹杀了；它将个别不可挽回地归结到一般；骷髅的舞蹈在生命的背面展现出一种平等主义的狂欢；死亡总是会对境遇做出补偿。现在的情况相反，死亡感知是构成独特性的因素；正是在对死亡的感知中，个人逃脱了单调而平均化的生命，实现了自我发现；在死亡缓慢的和半隐半显的逼近过程中，沉闷的共性生命最终变成了某种个体性生命；黑色的边界将它分离出来，使它获得自己真实的风格。由此引出病态（Morbide）的重要性。**死亡状态**（Macabre）意指一旦越过死亡的门槛后一种对死亡的均一化感知。

病态则肯定了一种细腻的感知，即生命在死亡中体现出自身最大分殊化后的形象。病态是生命的**稀释**形态，衰竭了的生命自动地进入死亡之虚空；但从另一种意义看，正是在死亡中病态获得了自己异样的体积，那种体积无法还原纳入任何通则、习惯或公认的必然性；它是由绝对的稀少性所界定的一种**独特的**体积。肺结核病人的特权在于：以前人们是在集体惩罚大潮的背景下患麻风病；到19世纪，人在患肺结核时，在那种催化和暴露事物的热病中实现了他不可传达的秘密。这就是为什么胸部疾病与相思病具有完全相同的性质的原因：它们都是“因情而受苦”（passion）[①]，是一种生命，死亡给予这种生命一副不可交换的面孔。

死亡离开了古老的悲剧天堂，变成了人类抒情的核心：他的不可见的真理，他的可见的秘密。

① 该词既有激情之意，又有受难之意。——译注

第十章
热病的危机

我们在这一章里将要考察解剖临床感知在最后一个阶段是如何寻找其平衡形式的。如果我们沉溺于事情的细枝末节，那就会用很长的篇幅：在将近二十五年的时间里（从1808年《慢性炎症史》问世到1832年关于霍乱的讨论基本上取代关于炎症的讨论），原发性热病理论以及布鲁塞对这种理论的批判在医学研究领域中占据了相当大的分量。这个问题本来可以在观察层面上迅速得到解决；但是这场争论如此轰轰烈烈，人们对公认的事实也难以达成共识，人们大量使用与病理学几乎无关的论据，这些都显示了两种不相容的医学经验之间的根本性对抗，也是它们之间的最后一次冲突（同时是最激烈、最复杂的一次）。

比夏及其早期追随者所建立的方法留下了两组问题。

第一组问题涉及疾病本身的有无及其与病变伤害现象的关系。当我们看到浆液渗出、肝脏变性、肺部穿孔时，我们不正是从病理的深度看到了胸膜炎、肝硬变或肺痨吗？这种病变不正是疾病的原初三维形态吗(因此疾病在本质上就具有空间性)——或者它应该被归于各种近因领域,或者应该被视为一种始终隐蔽的过程的最初可见现象?事后来看,答案是由解剖临床感知的逻辑所预先规定好的:但对于医学史上最早运用这种感知的人来说,情况就不是那么清楚了。珀蒂对肠膜热的感知完全建立在病理解剖的基础上。在某些所谓的虚弱热或失调热所具有的肠道病变中,他不认为自己发现了疾病的本体或终极真理;在他看来,这些病变不过是这些疾病的"所在地",而就医学知识的重要性而言,这种地理定位远不如"能够将不同疾病区分开并揭示其真实特性的一般症状":如此一来,如果治疗时只是设法处理肠道病变,而不是遵循症状学的指示给病人开健身药,那就会误入歧途[①]。疾病"所在地"不过是疾病在空间的嵌入点;表明疾病本体的乃是其他的病理现象。这种本体才是把原因和症状联系在一起的大前提,由此病变就被抛回到偶然性的领域里;组织或机体遭到的侵袭仅仅标志着疾病的抵达点,疾病的殖民活动将从这个地区展开:"肺的肝样变与造成肝样变的原因之间,发生了某种不为我们所知的事情;在解剖尸体时见到的所有病变都是如此;它们绝不是所观察到的各种现象的第一原因,它们本身乃是我们机体在秘密活动时出现某种紊乱的结果;而这种根本性的活动能够避开我们所有的探查方法。"[②] 随着病理解剖学在确定疾病位置方面变得愈益准确,疾病本身似乎也愈益退缩到一种不可接触的过程的深处。

另一组问题是:是否所有的疾病都有相应的病变?给每种疾病确定一个所在位置,这种可能性究竟是病理学的一个一般原则,还是

① 珀蒂:《论肠-肠系膜热病》,第147至148页。
② 肖梅尔:《普通病理学基础》,第523页。

只适用于一组极其特殊的疾病现象？如果是后者，那么是否可以在进入病理解剖学领域之前先用一种病情分类（器质性疾病和非器质性疾病）来进行疾病研究？比夏给无病变疾病留下余地，但他只不过是对它们忽略不计而已："除去某些热病和神经疾病后，几乎一切都可以包容在这门科学（指病理解剖学）之中。"① 拉埃内克从一开始就赞成把疾病分成"两大类：一类是在一个或几个器官有病变伴生，近些年来这些疾病被称作器质性疾病；另一类在身体任何部位都没有留下固定的、有因可循的病变，它们就是通常所说的神经性疾病"②。当拉埃内克于1812年写下这段文字时，对于热病他还没有采取明确的立场：他当时还比较接近定位论者，但很快就与他们分道扬镳了。与此同时，贝勒不是将**器质性**病变与**神经性**病变相区分，而是将**生机性**疾病与器质性病变相对立，后者是物体发生毛病（例如肿胀），而生机紊乱则是"生命性能或功能的变异"（疼痛，发烧，脉搏加快）；而且，二者有可能重叠，例如肺痨发生时的情况③。克律韦耶很快就采用了这种分类，只是在形式上更加复杂：器质性的、简单的和机械的病变（骨折），原发器质性和继发生机性病变（出血）；原发生机性病变，兼有器质性病变，或者是深处的（慢性炎症），或者是表面的（急性炎症）；最后是没有病变的生机性疾病（神经官能症和热病）④。

尽管人们一再地说，整个疾病分类学始终受到病理解剖学的控制，生机性疾病只是以否定的方式加以证明，而且是由于未能发现任何病变，但正是由于兜了这个圈子，人们重新发现了一种分类分析。

---

① 比夏：《普通解剖学》，第1卷，第XCVIII页。

② 拉埃内克：《医学科学词典》，"病理解剖学"条，第2卷，第47页。

③ 贝勒，"病理解剖学"第二条，同上书，第62页。

④ 克律韦耶：《病理解剖学》，第1卷，第21至24页。

在这种分类中，疾病的病种，而不是它的位置或原因，决定了一种疾病的性质；而且，有没有可测定的位置，这一事实也已由种种在先的形式决定了。病灶并不是疾病本身，而仅仅是这种特质所显现的第一个现象，并使这种特质得以区别于毫无任何支撑的疾病。看似奇怪的是，解剖病理学家的操劳竟然促成分类思想的复活。正是这一点使皮内尔的工作具有了特殊的意义和奇异的声誉。他的思想是在蒙彼利埃和巴黎发展起来的，基本循着索瓦热的传统，接受了更近的卡伦的影响。其思想在结构上属于分类学，但是它的发展既幸运又不幸，因为它恰逢临床观念和解剖临床方法相继掏空了疾病分类学的实际内容，而又并非没有产生相得益彰的作用，尽管为时不长：我们看到分类思想是如何与某种中性的症状观察相关联①，临床辨识如何牵涉到对疾病本体的读解②；我们现在看到病理解剖学是如何完全自发地按照某种疾病分类法的形式来建立自身结构的。皮内尔的全部工作就是得益于这种相得益彰：他的方法对临床实践或病灶解剖的需求仅仅是第二位的；它基本上是按照某种实际而又抽象的条理来建立临时的结构，而临床凝视或解剖病理感知则借助这些结构在已有的疾病分类学中寻找支撑或暂时的平衡。没有人比旧派医生更容易接受医学经验的新形式；他们很乐意承担教学职责，而且并非很不情愿地进行尸体解剖；但是他们在新结构诞生之时只会循着从旧结构中获取的原则，只能感知重复的效果③：如此一来，疾病分类学就被不断地确认，而新

① 参见本书第一章，第14页。

② 参见本书第七章，第122页。

③ 普罗斯特讲述了他如何让柯维萨尔和皮内尔看到“肠道内膜的发炎和变化，这是他们以前几乎没有想到的，因此他们在经手一些尸体时，有人已经向他们指出这些情况，他们却没有打开肠道看看”。见《论霍乱病》(*Traité de choleramorbus*)，1832年版，第30页。

的经验就被预先纳入其中。比夏或许是唯一从一开始就明白其方法与疾病分类法学者的方法互不相容的人:“我们尽我们的所能去发现自然的程序……我们不要夸大这种或那种分类的重要性”,因为任何分类都不会给我们“一幅精确的自然进程画面”[①]。而拉埃内克却发现可以毫不费力地把解剖临床经验纳入疾病分类学的分工空间:解剖尸体和发现病灶就是为了揭示“局部疾病中的最固定、最实证和最少变动的因素”;由此而分离出“应该标识出它们特征的东西”;通过给疾病分类学提供更确定的标准,它最终服务于疾病分类学的事业[②]。正是按照这种精神,将年轻一代聚集起来并真正代表了新学派的“竞争学会”给1809年的论文竞赛提出一个著名的问题:“什么疾病会被专门认定为器质性疾病?”[③]这里当然涉及特发性热病[④]及其非器质性的观念——这是皮内尔一直坚持的观念——但是恰恰在这里,所提的问题依然是关于疾病种属的问题。人们讨论了皮内尔的观点,但是没有对他的医学理论从根本上进行重新评价。

直到1816年布鲁塞发表《公认学说之考察》(*Examen de la Doctrine généralement admise*)才开始这种重新评价。该书以更激进的形式表达了他在八年前的《慢性炎症史》中系统表述的批判。如果要让解剖学真正摆脱疾病分类法学者的监护,让疾病本质问题不再麻烦机体病变的感知分析,那么这种明显的生理医学,这种随意松散的交感理论,炎症概念的一般用法,乃至随之而来的向某种与布朗(Brown)理

---

① 比夏:《描述解剖学》(Anatomie descriptive),第1卷,第19页。

② 拉埃内克:《论间接听诊》,前言,第XX页。

③ 马丹在一篇获奖论文中批评对“疾病”一词的简单化使用。他本人主张把这个词限定为因组织营养不良而导致的疾病。见《医学科学通报》,第5卷,第167至188页。

④ fièvre essentielle, 该词原表示有自己本质的热病。——译注

论相关的病理学一元论的回归就会出人意料地成为必要。将来人们也许会忘记，只是受布鲁塞之赐，解剖临床经验的结构才获得平衡；人们将只会记得他对皮内尔的激烈攻击——而拉埃内克则对皮内尔的无形控制给予大力支持；人们将只会记得他是一个暴躁的生理学家和他在做一般性结论时的草率。最近，正派的蒙多尔又在其宽厚的笔下对布鲁塞的亡灵投射稚嫩的攻击①。这草率的家伙，要么是没有读过原文，要么是不求甚解。

其实，事情是明摆着的。

18世纪末到19世纪初，神经官能症和特发性热病被相当普遍地视为没有器质性病灶的疾病。至少直到贝勒于1821年和1824年间的新发现之前，由于皮内尔的作用，大脑和神经方面的疾病被赋予了有史以来的特殊地位，使之足以脱离有关器质性疾病的讨论。相反，在十五年的时间里，热病是讨论的焦点。

首先让我们看一看18世纪热病概念的某些基本线索。人们把"热病"（发烧）这个词理解为机体在对付病原侵袭或病原体进行自卫时的最终反应；在疾病过程中出现的发烧是逆向的，是遏止现行趋势的；它不是疾病的征候，而是抗拒疾病的征候，是"生命努力与死亡分道扬镳时的病态"②。就这个词的狭义而言，它具有一种卫生价值：它表示有机体"吸收或祛除某种带病物质"③。发烧是一种起净化作用

① 蒙多尔：《迪皮特兰传》（H. Mondor, *Vie de Dupuytren*），巴黎，1945年版，第176页："这个陶醉于自我表演的医生……这个自吹自擂的江湖骗子……他的诡计、他的无耻、他的争辩癖、他的不经之谈……他的自我幻想。"

② 布尔哈夫：《格言》（*Aphorisme*）。

③ 斯塔尔（Stahl），转引自达古美：《热病简史》（Dagoumer, *Précis historique de la fièvre*），巴黎，1831年版，第9页。

的排泄运动；斯塔尔想到了一个词源：februare（清除），意思是借助仪式把死人的幽灵从房屋中驱逐出去[①]。

鉴于这样一种目的性的考虑，就很容易分析热病的运动及其机制。症状的顺序显示了它的不同阶段：颤抖和最初的发冷表示皮肤附近毛细血管的末梢痉挛和血液稀释。脉搏的加速表示心脏正在做出反应，使尽可能多的血液流向四肢；发烧表示血液流通实际上加快，因而所有的机能都在加速；传动力则成比例地下降，因此肌肉有疲倦乏力感。最后，出汗表示这种发烧反应正在成功地驱逐致病物质；但是当这种反应随后又重新形成时，就会连续发烧[②]。

这种简单的解释是以极其明了的方式把外显的症状与对应的器质变化联系在一起。这种解释在医学史上具有三重重要性。首先，就其一般形式而言，热病分析是严格地与局部发炎机制相对应的；每一次都有血液的凝聚，即引起某种郁积的收缩，继之而来的是整个系统为恢复循环而做的努力，结果引起血液的猛烈运动；人们将会看到："红血球开始进入淋巴管"，从而在局部引起（例如）结膜充血，在全身引起发烧和整个机体的运动；如果运动加速，血液最稀薄的部分就会与比较浓重的部分分离，后者留在毛细血管中，而这里的"淋巴将变成某种胶状"：在普遍发炎的情况下呼吸或消化系统就会出现化脓现象，在局部发烧的情况下会出现脓肿[③]。

但是如果炎症和热病在功能上具有同一性，那是因为循环系统

---

① 斯塔尔：转引自达古美《热病简史》。

② 在布尔哈夫《格言》第563、570、581条，霍夫曼《医学基础》(Hoffmann, *Fundamenta Medica*)、斯托尔《关于热病识别与治疗的警言》(*Aphorismes sur la connaissance et la curation des fièvres*)、胡哈姆《论热病》(Huxham, *Essai sur les fièvres*)和索瓦热(《系统疾病分类学》)那里都可以看到与之大同小异的图式。

③ 胡哈姆：《论热病》法译本，巴黎，1752年版，第339页。

是这种过程的基本因素。正常的功能会发生双重变化：先是逐渐减慢，然后是过分亢奋；先是一种刺激现象，然后是一种兴奋现象。“所有这些现象都应出自心脏和动脉膨胀和受刺激时的应激性，最终是出自某种刺激作用，出自受刺激的生命对有害刺激的抵抗。”[①] 因此，不论其内在机制是普遍性的还是局部性的，热病都可以在血液里找到器质性的、可分辨的支持因素。这种支持因素使之成为局部性的或全身性的，或者使之先是呈现为局部性的，然后转变为全身性的。由于血液系统的这种混淆不清的轻度发炎，热病总是可能成为一种始终局部性的疾病的全身性症状：在不对其作用模式做任何修改的情况下，它既可能是特发性的，也可能是交感性的。在这样一种图式中，无须任何对应病灶的特发性热病是否存在的问题根本不会出现：无论其形式、出发点或显现外表怎么样，热病总是具有同一类型的器质依托。

最后，发烧现象并不能构成发热运动的本质；它不过是其最表面、最短暂的登峰造极时刻，而血液的运动、它所吞吐的杂质、血液的梗阻和渗出才表明热病的本质是什么。格里莫反对使用物理器械。他警告说：物理器械“所能表明的不过是热的强度；而这些差异在实践中是微不足道的……最重要的是，医生必须亲自在各种发烧特性中区分出只有用高度熟练的触摸才能感知到的特性，而这些特性是物理学所提供的任何手段都难以捕捉的。例如，有一种发烧的辛辣刺激特性”，它给人如同“眼睛被烟熏着”的感觉，而它表示的是一种斑疹伤寒[②]。因此，在同样的发烧现象背后，热病具有自己的特性，一

① 斯托尔：“关于热病识别与治疗的警言”，《医学科学百科全书》(*Encyclopédie des Sciences medicales*)，第7部分，第5卷，第347页。

② 格里莫：《热病论》(Grimaud, *Traité des fièvres*)，蒙彼利埃，1791年版，第1卷，第89页。

种物质性的、有差异的实体性，从而使人们可能根据其具体形式对它加以区分。由此，我们就可能很自然地且没有争议地从笼统的“发烧”(fièvre)**转向**各种“热病”(fièvres)。这种在意义和认识论层面上的转变，即从一种共同症状的称谓到各种特定疾病的确定的转变，似乎令我们感到震惊[①]，但是没有被18世纪的医学意识到，这种转变给后者在破解发热机制时提供了分析方式。

因此，在高度纯粹一致的“热病”概念中，18世纪的人们接受了许多种“热病”。斯托尔分辨出十二种热病，然后他又增添了一些“新的、前人所不知道的”热病。它们的确定或者是根据循环系统对它们的解释(J. -P. 弗兰克所分析的发炎性热病以及传统命名的“稽留热”)，或者是根据最重要的伴随着它们的非发热性症状(斯塔尔、塞尔和斯托尔所说的胆汁性热病)，或者是根据发炎的器官(巴格里维所说的肠系膜伤寒)，或者是根据热病引起的分泌物的性质(哈勒、蒂索和斯托尔所说的斑疹伤寒)，或者是根据它的各种形态和演变(塞尔所说的恶性热病或失调性伤寒)。

对于我们已经昏花的眼睛，在医学凝视改变了认识论的依托之前，这个网络并不混乱。

早在比夏之前，也早在普罗斯特做出第一批观察报告之前，解剖学与热病症状分析就发生了第一次遭遇。这完全是一次消极的遭遇，因为解剖学方法抛弃了自己的权利，没有给某些热病确定病灶。莫尔加尼在其《论文》一书的第四十九封信中说道：在解剖一些死于

① 布伊奥对此做了清晰的分析，见《论特发性热病》(*Traité des fièvres dites essentielles*)，巴黎，1826年版，第8页。

严重热病的病人尸体时，他很难找到“与热病的严重性或强度相对应的、隐藏在医生所消灭的东西之中的东西”[1]。仅仅根据症状来分析热病，而不必寻找病灶，这不仅变得可能，而且成为必要：为了给不同形式的热病提供一个结构，器官立体空间必须让位给一个完全由征候及其所指占据的区分空间。

皮内尔所促成的秩序调整不仅符合他本人的疾病分类学的读解方法，而且它完全被包容在这最早的病理解剖学所规定的结构里：没有病灶的热病是特发性热病；有局部病灶的热病是交感性热病。这些由外在表象所界定的特发性热病显示了“一些共同的性质，例如胃口和消化不好，血液循环发生变化，某些分泌活动中断，睡眠有困难，听力变得敏感或迟钝，某些感官机能发生变化或停顿，肌肉运动发生各种特有的障碍”[2]。但是，症状的多样性也造成读解各种不同病种的可能性：发炎性热病或血管紧张型热病“在外表上是以血管贲张或紧张的征候为标志”（常常出现在青春期、怀孕初期以及酗酒之后）；“脑膜–胃”型带有神经症状，但也带有其他更原始的症状，后者似乎“与上腹部对应”，而且总是在胃部失调之后出现；腺–脑膜炎型的“症状显示肠道黏膜发炎”；有一种热病尤其多见于淋巴质的人、妇女与老人；乏力型“尤其表现为极端疲弱和浑身肌肉乏力”。其原因可能归咎于潮湿，不洁净，常去医院、监狱或大剧场，恶劣的食品或淫荡。最后，运动失调型或恶性热病表现为“神经系统极度失调，导致兴奋与虚弱交替发生”：它具有与乏力型热病几乎完全相同的前期症状[3]。

正是这种界定的原则本身就存在着矛盾。热病在其一般形式中

① 莫尔加尼：《疾病的位置与原因》，第49札，第5项。

② 皮内尔：《哲学疾病分类法》，1813年第5版，第1卷，第320页。

③ 皮内尔：《哲学疾病分类法》，第9至10页和第323至324页。

是用其效应来界定的；它被割断与任何器质基础的关系；皮内尔甚至不把发烧当作各种热病的一个基本征候或主要症状。但是当问题涉及如何划分这种本体时，支配划分功能的原则不属于分类物种的逻辑构型，而是属于身体器质的空间性原理：血管，胃，肠道黏膜，肌肉或神经系统，这些都先后被召来充当杂乱症状的统一点。另外，如果它们不能够被组织起来，形成不同类型，那不是因为它们是**特发性体现**，而是因为它们是**局部征候**。热病特发性的原则只能把对各种热病进行定位的可能性当作自己具体特定的内容。从索瓦热的《疾病分类学》到皮内尔的《疾病分类法》，基本格局发生了颠倒：在前一部著作里，局部表象总是可能具有某种一般性；在后一部著作里，定位的需求被包裹在一般性结构里。

在这种情况下，我们不难理解为什么皮内尔认为自己能够把罗德雷尔和瓦格勒的发现融入他本人关于热病的症状分析。罗德雷尔和瓦格勒早在1783年就证明，黏膜性热病总是伴有消化道内外的发炎痕迹①。我们同样不难理解皮内尔为什么接受了普罗斯特尸体解剖的结果，后者显示了明显的肠道病变；但是我们也不难理解为什么他本人就看不到这些病变②：对于他来说，病灶的形成是自动发生的，但是在症状学里，这是次要现象，局部征候不是对应于疾病的位置，而是对应于疾病的本质。最后，我们不难理解为什么皮内尔的辩护者们会把他视为第一个定位论者："他没有局限于对事物进行分类，而是在某种意义上把一直过分形而上学化的科学变得物质化。可以说，他试图给每一种疾病定位，或者说，他给每一种疾病分派一个特

① 罗德雷尔和瓦格勒：《论黏膜病》。

② 参见本书198页注3。

定所在地，即确定它最初存在的位置。这种想法在他给那些热病重新命名时表现得很明显。他依然称呼它们为‘特发性热病’，似乎是向传统的观念表示最后的敬意，但是他赋予每一种热病一个特定的所在地，例如胆汁性或黏液性热病被确定为属于肠道某些部位的特殊炎症的那些热病。”①

事实上，皮内尔在定位时所确定的不是疾病，而是征候：它们被赋予的局部性价值并不表示某种部位根源，即疾病诞生与成形的发生部位；它只是使人们有可能在一种疾病以这种标识作为自身本质的特殊症状而显示出来时识别这种疾病。在这种情况下，有待建立的因果和时间链条不是从病灶推进到疾病，而是从疾病推进到病灶，后者成为前者的结果，或许还是其特定的表达。1820年，肖梅尔在对被布鲁塞视为“热病的结果而非原因”的肠道溃疡进行分析时依然以《疾病分类法》为圭臬：这些溃疡不是在稍后才出现的吗（是在生病的第十天，而腹部鼓胀、右腹部敏感以及脓血分泌物都已经揭示了溃疡的存在）？它们出现在肠道的部位不正是被疾病刺激的物质存留得最长久的地方（回肠、盲肠或升结肠的顶端），而且更多地见于肠的下斜部分，而相对少见于肠的垂直上升部分②？因此，疾病是在机体里安家，呈现出局部征候，而将自己分散在身体的第二级空间里；但是其基本结构依然如故。机体的空间是按照这种结构设定的，它只是标志出后者，而不能安排后者。

1816年问世的《公认学说之考察》深入到皮内尔理论的根基，旨

---

① 里什朗：《外科医学史》（Richerand, *Histoire de la chirurgie*），巴黎，1825年版，第250页。

② 肖梅尔：《论特发性热病的存在》（*De l'existence des fièvres essentielles*），巴黎，1820年版，第10至12页。

在以理论上惊人的清晰来批驳其基本假设。但是自《慢性炎症史》开始，原来一直被认为完全相容的东西被以两难问题提出来：热病要么是特发症，要么是可定位的；每一次定位成功都会使热病偏离其特发性的地位。

这种不相容性在逻辑上属于解剖临床经验。毫无疑问，当普罗斯特证明各种热病因“发生于不同器官”或因“组织变异方式”[①]不同而相互区别时，当雷卡米埃及其学生在研究这些对医学发展至关重要的脑膜炎群，并指出“这一类的热病很少是特发性疾病，它们甚至总是从属于大脑发炎或浆液淤积”[②]时，他们已经悄悄地概括出，至少是猜测到这种不相容性了。但是，布鲁塞之所以能够把这些初步探讨转化成对一切热病的系统解释，毫无疑问是由于他所接触的诸多医学经验领域既具有多样性，同时还具有统一性。

布鲁塞恰恰是在大革命前夕接受18世纪医学的训练，尔后作为海军军医切身感受了医院和外科实践所特有的问题，之后又在皮内尔和新建立的卫生学院的医师们的指导下学习，曾经听过比夏的课和柯维萨尔的临床课，这些课使他开始接触病理解剖学。布鲁塞后来又重返军旅，从乌特勒支到美因兹，从波希米亚到达尔马提亚，终年随军跋涉。他与他的老师德热内特一样从事比较医学疾病分类法的实践，并且大量使用尸体解剖方法。他十分熟悉18世纪末流行的各种医学经验，因此，他能够从这众多而交错的经验中得出一种根本

---

① 普罗斯特：《以解剖与观察为基础的人体医学》(*La médecine des corps éclairée par l'ouverture et l'observation*)，巴黎，共和十二年版，第1卷，第XXII及XXIII页。

② 堂·德拉沃特利：《论大脑炎症引起的中风》(P. -A. Dan de la Vautrie, *Dissertation sur l'apoplexie considérée spécialement comme l'effet d'une phlegmasie de la substance cérébrale*)，巴黎，1807年版。

性教益，给每一种经验都赋予意义和结论，也就不足为奇了。布鲁塞仅仅是所有这些经验的汇集点，是它们整体构型的个人化形式。实际上，他了解这一点，他在内心里认为“注重观察的医生不会轻视别人的经验，但是他要亲自验证这种经验……我们的医学院成功地摆脱了旧体系的束缚，而又避免被新体系传染，在过去几年里培养了对依然蹒跚的治疗技术充满信心的学生。他们无论生活在公民同胞之中还是分散在军队里面，都很注意观察和思考……或许，终归会有一天，他们会让人们听到他们的声音”①。1808年，布鲁塞返回到达尔马提亚后，出版了《慢性炎症史》一书。

这本书代表了某种向前临床医学观念的突然回归倾向，即热病和炎症属于同一种病理过程。但是，在18世纪，是由于这种归类才使全身性和局部性的区别变得次要了，在布鲁塞这里，这是比夏的组织原理——有必要找出器质性外表侵害——的自然而然的结果。每个组织都有自己的变异方式：因此人们在开始研究尚不清楚的热病时就应该分析炎症在身体这个部位发生时的特定形式。在毛细血管丰富的组织（如软脑膜或肺叶）发生炎症时，会引起体温骤增，神经机能变化，分泌紊乱，甚至会引起肌肉失控（抖动、收缩）；毛细血管很少的组织（薄膜）会有类似但较轻的紊乱；最后，淋巴管发炎会引起消化系统和浆液分泌的失调②。

在这种与比夏的分析风格极其相似的包容性说明中，热病的世界奇异地变得简化了。人们在肺部将只能找到相应的一些炎症：与第一类发炎相对应的炎症（黏膜炎和胸膜肺炎），由第二类发炎派生

① 布鲁塞：《慢性炎症史》，第2卷，第3至4页。

② 同上书，第1卷，第55至56页。

出来的炎症（胸膜炎），以及源于淋巴管发炎的炎症（肺结核）。在消化系统里，胃黏膜会被感染（胃炎），肠道也会被感染（肠炎，腹膜炎）。它们是按照组织繁殖的逻辑以汇聚的方式发生：当血液持续发炎时，就会传到淋巴管；这就是呼吸系统的炎症“最终都发展成肺痨”的原因[①]；肠道发炎通常导致腹膜溃疡。这些炎症有相同的根源，终极形态有趋同之势，因此它们只能在这二者之间繁衍出多种多样的症状。它们借助交感才能传到新的部位和新的组织：它们或者沿着机体生命的阶段而采取一种渐进的方式（例如肠道黏膜发炎会改变胆汁分泌或尿液排泄，也可能造成皮肤斑点和舌苔），或者侵害相关的机能（头痛，肌肉痛，阵发性晕眩，迟钝，谵妄）。因此，症状学上的多种多样现象可能都起源于这种一般性原理。

这里看到的正是由比夏的方法所促成而又没有澄清的那种概念大聚会：局部性疾病在被一般化的同时也产生出各种疾病特有的症状；但是，就其最初的地理形式而言，热病仅仅是具有一般病理结构的个别局部现象。换言之，特定的症状（神经症状或肝部症状）不是局部征候；相反它是一般化状况的一个指数；只有全身性的炎症症状才需要确定一个侵袭点。比夏始终想给全身性疾病找到器质性基础，因此他一直在寻找普遍性的器质。布鲁塞分解了下述对偶体：特定症状–局部病灶，全身性症状–全面病变，分解了它们的构成要素，证明特定症状可能有全面病变，全身性症状可能有地域性病灶。从此，定位的器质性空间真正独立于疾病分类学的构型：后者向前者看齐，根据前者来变更自己的价值，而且是以颠倒的投影来反映这些价值。

① 布鲁塞：《慢性炎症史》，第1卷，前言，第XIV页。

但是，发炎这种一般结构的变异过程总有一个可确定的侵袭点，那么它究竟是什么呢？旧式的症状分析是用肿、脓、热、痛来标识它——并不对应它在组织中的形态；黏膜发炎既无痛，又不发烧，更不红肿。发炎不是征候的组合，而是一种在组织中发展的过程："机体运动的任何局部刺激，只要大到足以搅乱机能的和谐，瓦解所在的组织，就应该被视为炎症。"①因此，它作为一种现象，涉及两个分属不同层次和具有不同时序的病理层：首先是对机能的侵袭，然后是对组织的侵袭。炎症是尚未解剖之时就可以用肉眼看到的生理学现实。因此就需要有一种生理医学来"观察生命——不是抽象的生命，而是属于器官的生命，存在于器官的生命——并考虑到所有可能影响各器官的因子"②；病理解剖被视为对无生命尸体的检查，因此限制了它自身，甚至"对各个器官的角色和彼此的交感作用都不甚了了"③。

为了侦察这种原始的、基本的机能失调，凝视必须能够超然于病灶之外，因为虽然疾病就其原始来源而言是可以定位的，但病灶在最初是不明确的；实际上，我们应该在确定病灶之前先根据机能失调及其症状来确定疾病的器质性根源。正是在这里，症状学重新发现自己的角色，而这种角色完全基于病理侵袭的局部特征：在沿着器官交感和感染的途径回溯时，症状学应该在无限扩展的症状网络之下"归纳"和"还原"出（布鲁塞是在同一意义上使用这两个词）生理紊乱的起始点。"研究器官变异而不考虑疾病的症状，就如同脱离消化功能

① 布鲁塞：《慢性炎症史》，第1卷，第6页。

② 布鲁塞：《论生理学医生的工作对医学状况的影响》（*Sur l'influence que les travaux des médecins physiologistes ont exercée sur l'état de la médecine*），巴黎，1832年版，第19至20页。

③ 布鲁塞：《公认学说之考察》，巴黎，1821年第2版，第2卷，第647页。

来考虑胃。”[①]因此，如果我们不像通常那样对描述的好处过分赞扬，也不把“归纳”贬低为“假设性理论、无稽猜测的先验系统化”[②]，那就应该让症状观察去说病理解剖学的语言。

这意味对医学凝视与比夏的关系进行新的调整：自《膜论》发表以来，可见性原则成为一项绝对准则，定位仅仅是其后果。在布鲁塞那里，整个秩序颠倒过来；这是因为疾病就其本质而言是局部的，因此以一种继发的方法成为可见的。布鲁塞尤其在《慢性炎症史》一书中承认（他比比夏走得远，比夏认为生机性疾病不一定会留下痕迹），任何一种“生理疾病”都意味着“对使我们的身体回归无机物法则的那种现象所做的一种特殊修正”：结果，“如果尸体有时似乎对我们保持沉默，那是因为我们不懂得如何询问它们”[③]。但是当侵袭主要是在生理方面时，这些变异可能很难被察觉；例如，它们可能像肠道不适引起的皮肤斑点那样，随着死亡而消失；它们至少在外延和被人们感知到的重要性上可能与它们引起的疾病不成比例：事实上，重要的不是这些变异能被看到什么，而是变异中哪些是由变异的位置决定的。布鲁塞在推倒了比夏所维护的机能紊乱和器质变异之间的分类学之墙后，明显地出于结构需要而把定位原理置于可见性原则之前。疾病在**为被看到**而存在之前已经存在**于空间里**。疾病分类学先验存在的两大类消失了，从而为医学开辟了一个完全由这些局部价值决定的、完整的研究空间场域。有意思的是，医学经验的这种绝对空间化不由于常规的和病理的**解剖学**实现了决定性的统合，而是由于那种

① 布鲁塞：《公认学说之考察》，第671页。

② 布鲁塞：《医学哲学备忘录》（*Mémoire sur la philosophie de la médecine*），巴黎，1832年版，第14至15页。

③ 布鲁塞：《慢性炎症史》，第1卷，前言，第Ⅴ页。

最早对病态现象的**生理学**进行界定的努力。

但是我们应该进一步回溯这种新医学的构成因素，探讨炎症的根源。炎症被说成为器质运动的局部激发，就预设了在组织里有“某种被促动的倾向”，以及有某种媒介在与这些组织接触时能够激发和强化这些机制。这种媒介就是应激性，即“组织所具有的在与异物接触时的运动倾向……哈勒把这种素质仅仅归于肌肉；但是现在大家公认这是所有的组织都具备的”①。我们不要把这种性质与敏感性混为一谈。敏感性是“对异物引起的运动的意识”，而且，相对于应激性，它仅仅是附加的、次要的现象：胚胎还没有敏感性，人中风了就丧失敏感性；但是这二者都有应激性。激发动作的强化是由“有生命或无生命的身体或物体”②与组织发生接触而引起的；它们因此可能成为内在的或外在的媒介，但是对于器官的运作来说，它们无论如何也是异己因素；一个组织的浆液如果太丰富了，或者当气候或饮食发生变化时，就可能对其他组织或自身产生刺激。只有在外部世界的招引下或自身机能或体格发生变化时，生物机体才会生病。“经过许多曲折之后，医学现在才终于走上唯一通向真理的道路：对人与外部变化之间的关系、人的各种器官之间的关系进行观察。”③

借助于这种外部因子或内部变化的观念，布鲁塞躲开了自西德纳姆以来除了个别情况外一直支配着医学的一个主题：确定疾病原因的不可能性。按照这种观点，从索瓦热到皮内尔的疾病分类学就好像一直仅限于因果关系的搭配：疾病被安置在这种图像之中，通过对其本质的确认而展开，而因果系列不过是一个图式中的众多因

① 布鲁塞：《刺激与疯癫》（*De l'irritation et de la folie*），巴黎，1839年版，第1卷，第3页。

② 同上书，第1页，注释1。

③ 同上书，1828年版的前言，见1839年版，第1卷，第LXV页。

素。在这个图式中,病态的本质乃是疾病的一个实际原因。对于布鲁塞来说——比夏的情况则不同——定位需要有一个涵盖性的因果图式:疾病的位置仅仅是激发性原因的联结点,而这一点是由组织的应激性和媒介的刺激力决定的。疾病的局部空间也直接是一个因果空间。

因此——这正是1816年的重大发现——疾病的本体消失了。作为对刺激性媒介的器质性反应,病理现象不可能再属于原来那个世界。在原来那个世界里,具有特殊结构的疾病必须符合先于它设定的那种主宰类型才能存在,而且,一旦个人的差异和非本质的偶然性被排除之后,疾病就能自我完成;疾病陷入一个器质网络里,其中有空间性的结构,因果性的决定因素,以及解剖学和生理学的现象。疾病现在不过是组织在对某种刺激性原因做出反应时的某种复杂运动:患病的全部本质就在于此,因为不再有特发性疾病,也不再有疾病的本质。"促使我们把疾病看成是某种特殊本体的各种分类法都是有缺陷的,而明智的头脑几乎是不由自主地总是要寻找患病的器官。"① 因此,热病不可能是特发性的:它不过是"血液流通的加速……并伴有热量生产的增加和基本机能的某种损害。人体的这种状态总是从属于某种局部刺激"②。所有的热病都被化解成一个较长的有机过程。有关的理论在1808年几乎已经完整地提出来了③,在1816年又得到了肯定,八年后在《生理医学教本》中再次得到概述。一切热病的根源都有一种胃肠道刺激:首先仅仅变红,然后在回肠-盲肠区出

① 布鲁塞:《公认学说之考察》,1816年版,前言。

② 同上书,1821年版,第399页。

③ 1808年时,布鲁塞还不考虑急性斑疹伤寒(失调性热病),因为他在尸体解剖时没有发现相关的脏器炎症(《公认学说之考察》,1821年版,第2卷,第666至668页)。

现越来越多的深红色斑点；这些斑点常常会发展成肿胀，最终导致溃烂。在这个稳定的解剖病理网上——这个网规定了肠胃炎的起源和一般形式——上述过程不断繁衍：当消化道的刺激在广度上发展得超过深度时，就引起大量的胆汁分泌和运动肌的疼痛。这就是皮内尔所说的胆汁热；在淋巴质的人身上，或当肠道充满黏液时，肠胃炎的形式是通常所说的黏液热；人们所称的乏力热“不过是达到了一定强度的肠胃炎，造成体力下降、脑力迟钝，舌头变成棕色，嘴唇蒙上一层黑色物质”；当刺激通过交感传达到大脑的包膜时，热病就采取了“恶性”形式①。通过这些以及其他一些分支，肠胃炎逐渐扩散到全身：“可以肯定，血流沉淀到所有的组织里，但是这并不能证明这些现象的原因存在于全身各处。”② 因此，热病必须被剥夺作为全身普遍状态的地位，而且必须“去本质化”③，用生理–病理过程来说明其现象。

热病本体论及其相关错误的统统消解（正值脑膜炎和斑疹伤寒的区别开始被人们看清楚之时）乃是该分析中最广为人知的因素。事实上，在该分析的一般结构中，它纯粹是与一个正面的更微妙的因素相对的负面因素。正面因素是将一种医学的（解剖学的，尤其是生理学的）方法应用于器质性疾病的观念：人们应该“在生理学里寻找疾病的特征，并且通过娴熟的分析来分辨患病器官常常混为一团的呼喊”④。这种关注患病器官的医学包含着三个步骤：

---

① 布鲁塞：《生理医学教本》（*Catéchisme de la Médecine physiologique*），巴黎，1824年版，第28至30页。

② 《公认学说之考察》，1821年版，第2卷，第399页。

③ 布鲁塞致福德拉，“若干医学理论的历史”，《医学科学通鉴》（*Journal universel des Sciences medicales*），第24卷。

④ 布鲁塞：《公认学说之考察》，1816年版，前言。

一、判断哪一个器官患病了。这可以根据显现出来的症状来完成，只要人们了解“所有的器官、把所有的器官联系起来的构成交流手段的所有组织，以及一个器官里的变动会在其他器官里引起的变化”；

二、借助于某种外部媒介“解释器官如何会患病”；说明下述基本事实，即刺激能引起机能亢奋或相反地引起机能衰弱，“这两种变化几乎总是同时存在于我们的机体中”（寒冷时，表皮分泌活动减弱，而肺部活动加强）；

三、“指出应该如何来制止疾病”，即不仅消除病因（如在肺炎中的寒冷），而且还要消除“后果，因为当原因已经停止起作用时，后果并不一定消失”（在肺炎患者的肺里，淤血仍然引起轻度发炎）①。

在批判医学“本体论”时，器官“患病”的观念或许比“刺激”的观念走得更远更深。刺激还涉及一种抽象的概念：对于直视机体的凝视来说，使之能解释一切的“普遍性”构成了最后一道抽象滤网。器官“患病”的观念仅仅涉及下列有关观念：器官与媒介或环境的关系，对侵袭的反应，异常的机能，以及受侵害因素对其他器官的骚扰。因此，医学凝视将直接投向由器官的各种组合形式所填充的空间上。疾病的空间完完全全就是机体的空间。对疾病的感知就是感知身体的某种方式。

疾病医学已到了尽头；现在出现了一门病理反应医学。这种经验结构主宰了19世纪。因为它还将包容致病媒介医学，因此虽然它也不免在方法论上有所修正，但还是在某种程度上支配了20

① 《公认学说之考察》，1821年版，第1卷，第52至55页。在1832年出版的《生理医学的影响》中，布鲁塞在第二阶段和第三阶段之间增添了一个阶段，该阶段决定患病器官对其他器官的作用。

世纪。

我们可以把布鲁塞的弟子攻击皮内尔的信徒所引发的无休止的讨论抛在一边。珀蒂和塞勒(Serres)对肠系膜热病所做的解剖病理分析①,卡凡(Caffin)重新建立的发烧症状与所谓的热病之间的区别②,拉勒芒论急性脑部疾病的研究③,以及布伊奥关于"所谓的特发性热病"的论著④逐渐地使一直引起争论的东西不再成为问题。最后,争论平息了。肖梅尔在1821年还确认存在着没有病灶的全身性热病,到1834年他也承认所有的热病都有器质性定位⑤;安德拉尔(Andral)曾经在他的第一版《临床医学》中专门用一卷论述热病的分类,但是在第二版里,他把热病区分为内脏的炎症和神经中枢的炎症⑥。

但是,布鲁塞直到生命结束一直受到激烈的抨击;去世后,他的声誉更加下降。也只能如此。布鲁塞付出了极其高昂的代价才绕开特发性疾病的概念;他不得不重新装备古老的、备受批评的(并受到病理解剖学的严正批评的)的交感概念;他不得不返回到哈勒的刺激概念;他跌回到某种让人想起布朗的病理一元论,而且按照他的体系的逻辑,还恢复了放血疗法。如果关于器官的医学想以极其纯净的形态出现,如果医学感知想摆脱一切疾病分类学的偏见,那么所

① 珀蒂和塞勒:《论肠-肠系膜热病》。

② 卡凡:《特发性热病论析》(*Traité analytique des fièvres essentielles*),巴黎,1811年版。

③ 拉勒芒:《脑部解剖病理学研究》。

④ 布伊奥:《特发性热病的临床和实验》(*Traité clinique ou expérimental des fièvres dites essentielles*),巴黎,1826年版。

⑤ 肖梅尔:《论热病和瘟疫》(*Traité des fièvres et des maladies pestilentielles*),1821年版;《伤寒状热病讲义》(*Leçon sur la fièvre typhoïde*),1834年版。

⑥ 安德拉尔:《临床医学》(*Clinique médicale*),巴黎,1823至1827年版,4卷本。传说皮内尔想从最后一版的《哲学疾病分类法》中删掉热病分类,但遭到出版商的阻止。

有这些倒退在认识论上都是必要的。但是，恰恰是因为这样，它就有可能迷失在现象的多样性和过程的同质性中。在把所有的独特性据为基础的势在必然的秩序确定下来之前，感知在单调的刺激与无限强烈的“患病器官的呼喊”之间摇摆不定：在手术刀与蚂蟥之间摇摆不定。

同时代人对布鲁塞的猛烈攻击似乎条条在理。但其实并不尽然：他们之所以拥有的这种最终被完整征服了的、具有自制能力的解剖临床感知，至少是其明确的平衡形式，应归功于他的“生理医学”。而他们以这种感知的名义证明他们都是对的，他是错的。布鲁塞著作中的所有东西都与时代相悖，但是他为他的时代确定了**观看方式**中的最终因素。自1816年起，医生的眼睛能够正视患病的机体了。现代医学凝视的历史具体前提最终建立起来。

对各种结构的译解仅仅会造成一系列的翻案。但是既然还有些医生或其他人相信当他们撰写传记和大加褒贬时，他们是在书写正史，那么请他们看看这里的一段文字，这是由并非那么无知的一位医生写的：“《（公认）医学学说之考察》的问世乃是医学编年史上将会被长久纪念的一件大事……布鲁塞于1816年奠基的医学革命无疑是医学在近代以来所经历的最值得注意的事情。”①

① 布伊奥：《论特发性热病》，第13页。

结　论

本书与其他一些书一样，是在几乎杂乱无章的思想史领域里应用某种方法的尝试。

本书的历史依托是有限的，因为从总体上看，它探讨的是不到半个世纪的医学观察及其方法的发展。但是它涉及一段重要时期，标志着一个不可泯灭的历史门槛：在这个时期，疾病、反自然、死亡，总之，疾病的整个隐晦底面暴露于光天化日之下，与此同时，又像黑夜一样照亮和消除自身，而这一切发生在深邃、可见、实在、封闭但又可接近的人体空间里。根本不可见的东西突然呈现给凝视之光，其呈现运动如此简单、如此直接，以至于看上去好像是一种高度发展的经验自然而然产生的后果。仿佛千百年来医生第一次终于摆脱了理论和幻想，一致同意用纯粹而无偏见的目光来审视他们的经验对象。但是，需要把这种分析颠倒过来：发生变化的乃是可见性形式；新的医学精神——比夏无疑是以绝对连贯的方式见证它的第一个人——不能被归因于某种心理学或认识论的净化行动；它不过是一次关于疾病的认识论改造，使可见性与不可见性的界限遵循一种新的样式；疾病底下的深渊就是疾病本身,它出现在语言之光下——毫无疑问,照亮《索多玛的一百二十天》《朱莉埃特》和《索雅的灾难》[①] 的是同一种光亮。

但是我们在此关注的不仅仅是医学以及关于患者个人的知识在短短几年内被建构的方式。因为要使临床经验变成一种认识,那么医院场域的改造,对病人在社会中的地位的新界定,(社会)救济和(医学)经验,救护与知识之间关系的确立,就是必不可少的;病人必须被纳入一个集体性的同质空间里。还有必要让语言向一个全新的领域开放:在这个领域里,可见者与可陈述者之间具有永恒而客观的对应关系。由此一种对科学话语的全新用法被界定下来:这种用法要求忠实和无条件屈从于五彩斑斓的经验内容——说出所见到的东西;但是这种用法也涉及经验的基础和构造——用说来展示所见的东西。因此就有必要把医学语言安置在这种表面肤浅其实根底深厚的层次上;在这种层次上,描述性公式也是一种揭示性姿态。而这种揭示则把尸体的话语空间——被揭示的内部——当作自己真理的发源地和显现场域。病理解剖学的建构恰好是医师确定他们的方法之时,这不是纯粹的巧合:为了使经验达到平衡,就需要凝视投向个人,需要描述的语言依托于死亡之稳定、可见和可读的基础。

这种把空间、语言和死亡联结起来的结构——其实就是众所周知的解剖临床方法——构成了实证医学产生和被接受的历史条件。实证在这里应该在很强的意义上来理解。疾病与多少世纪以来难解难分的那种恶之形而上学分道扬镳了;它在死亡的可见性中找到了使它的内容得以实证地充分显现的形式。原先从与自然的关系角度考虑,疾病就成为一种无可还原的否定,其原因、形式和现象只能是

① 这些著作均出自萨德侯爵之笔。

间接地在不断后退的背景前呈现；从死亡的角度看，疾病就变得可以被彻底读解，能够向语言和凝视的权威解析毫无保留地开放。正是当死亡变成医学经验的具体前提时，死亡才能够从反自然中脱身，而**体现**在每个人的**活生生身体**中。

无疑，这将是关于我们文化的一个关键性事实，即第一种关于个人的科学话语不得不经历这个死亡阶段。只有在指涉自身的毁灭时，西方人才能够用自己的眼睛把自己建构成一个科学对象，用自己的语言来捕捉自己，通过自己并借助自己使自己获得一种话语存在：从非理性的经验中才产生出整个心理学以及心理学存在的可能性；通过把死亡纳入医学思想，才诞生了被规定为关于个人的科学的那种医学。因此，一般说来，现代文化中的个体经验是与死亡经验联系在一起的：从比夏解剖的尸体到弗洛伊德的人，一种与死亡难解难分的关系给这种普遍之物赋予了一种独特的面貌，使每一个人都具有了永远可被听见的权力；死亡则使个人有了一种不会与他一同消失的意义。死亡造成的分界和它所标志的有限性看似矛盾地把语言的普遍性同个人那不稳定而又不可取代的形态联系起来。用描述无法穷尽的、多少世纪以来驱之不散的那种有感知的东西终于在死亡中发现了自身话语的法则。它在语言所表达的空间里展示了大量的身体及其简单的秩序。

人们不难理解在关于人的科学的体制中医学竟然占有如此重要的地位：这种重要性不仅仅是方法论方面的，而且因为它把人的存在当作实证知识的对象。

个人既是自己认识的主体又是自己认识的对象，这种可能性就意味着这种有限物的游戏在知识中的颠倒。对于古典思想来说，有限性除了表示对无限的否定外没有其他任何内容，而在十八世纪末形成的思想则赋予肯定（实证）的力量：由此出现的人类学结构同时扮演了界限的批判角色和起源的奠基角色。正是这种颠倒成为组建一种实证医学所需的哲学蕴义；反过来，这种实证医学则在经验层面上标志着那种把现代人与其原初的有限性联结起来的基本关系的显现。由此，医学在整个人的科学的大厦中就占据了基础位置：它比其他科学更接近支撑着所有这些科学的人类学框架。由此也导致了它在各种具体生存形式中的威望：正如加尔迪亚（Guardia）所说，健康取代了拯救。这是因为医学给现代人提供了关于他自身有限性的顽固却让人安心的面容；其中，死亡会重复出现，但同时也被祛除；虽然它不断地提醒人想起他本身固有的限度，它也向他讲述那个技术世界，即他作为有限存在物的那种武装起来的、肯定性的充实形式。就在这个时刻，医学的姿态、言辞和目光具有了一种哲学的厚度，而这原来只属于数学思想。比夏、杰克森和弗洛伊德在欧洲文化中的重要性并不能证明他们既是医生又是哲学家，但是能够证明在这种文化中，医学思想完全与人在哲学中的地位相关联。

因此，这种医学经验极其接近从荷尔德林到里尔克用人的语言所寻找的那种抒情经验。这种经验开始于18世纪而延续至今。它与向各种有限存在形式的回归紧密相连。死亡无疑是最具威胁性但也最充实的形式。荷尔德林笔下的恩培多克勒自愿地行进到埃特纳火山边缘。这是人与神之间最后一位中间人的死亡，是地球上无限存在的终结，是回归到其火源的火焰，所留下的唯一痕迹——个体那美丽而封闭的形式——也即将被他的死亡所消除；在恩培多克勒之后，世界被置于有限性的标记之下，处于有限性的粗暴法则统治之下不可调和的状态；个体的命运将总是出现在那种既显现它又隐匿它、既否定它又构成其基础的客观性中:“在此,主观性和客观性也同样在交换面孔。”乍看很奇怪的是,维系19世纪抒情风格的那种运动居然与使人获得关于自己的实证知识的那种运动是同一运动;但是,知识的图像和语言的图像都应服从同一深层法则,有限性的侵入应以同样方式支配着这种人与死亡的关系,而这种关系在前者以理性方式批准一种科学话语的权威,在后者打开了一种语言的源泉,这种语言在诸神缺席而留下的虚空中无限地展开,对此有什么值得大惊小怪的呢?

临床医学的形成不过是知识的基本配置发生变化的诸多最明显的证据之一;很显然,这些变化远远超出了从对实证主义的草率读解所能得出的结论。但是当人们对这种实证主义进行深入的研究时,就会看到有一系列图像浮现出来。这些图像被它隐匿着,却是它的诞生所不可缺少的。它们随后将被释放出来,但吊诡的是,它们却被用来对抗它。尤其是,现象学顽强地用以对抗它的那种东西早已存在于诸多条件组成的系统中:在经验的原初形态中被感知物的意蕴力量及其与语言的对应关系,基于符号价值对客观性的组建,资料的秘密语言结构,人体空间性的构成特性,有限性在人与真理的关系中和在这种关系的基础中的重要性,所有这些都关系到实证主义的创生。虽然密切相关,但为了它的利益而被忘却了。以至于当代思想相信自19世纪末以来自己已经逃离了它,因此只能一点一滴地重新发现使自身的存在成为可能的条件。在18世纪的最后几年,欧洲文化勾画了一种迄今尚未澄清的结构;我们只是刚刚开始去解开几条线索,我们还很不了解它们,以至于我们不是把它们当作新奇事物就是认定古已有之,其实在近二百年来(不会更短,但也不会长出很多)它们一直构成我们经验的阴暗而坚实的网。